针灸临床实用新型技术

主　编：黄　泳　王升旭

副主编：张贵锋　李求实

撰稿人：（按姓氏笔画排列）

王艳杰　方帮助　冯郁君　吴俊贤

邹燕齐　陈　静　陈俊琦　姜雪梅

曾统军　廖韩波

《针灸临床实用新型技术》

作者简介

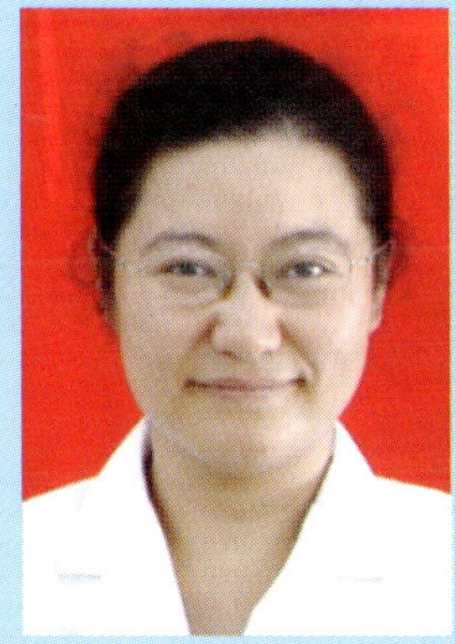

黄泳，女，1967 年 12 月生，广西桂林人，教授，主任医师，医学博士、博士后，博士生导师。工作于南方医科大学（原第一军医大学）中医药学院。承担国家自然科学基金课题、中国博士后基金课题、军队“十五”科研基金课题及省自然基金课题、省中医管理局课题、总参谋部、卫生部资助课题多项，获得军队医疗成果二等奖 1 项、科技进步三等奖 3 项、广东省科技进步三等奖 1 项，主编出版专著 5 部。出任中国针灸学会脑部专业委员会委员、全国时间生物医学会委员、广东省针灸学会委员、广东省中西医结合学会疑难病专业委员会委员、广东省中西医结合学会亚健康专业委员会委员等。

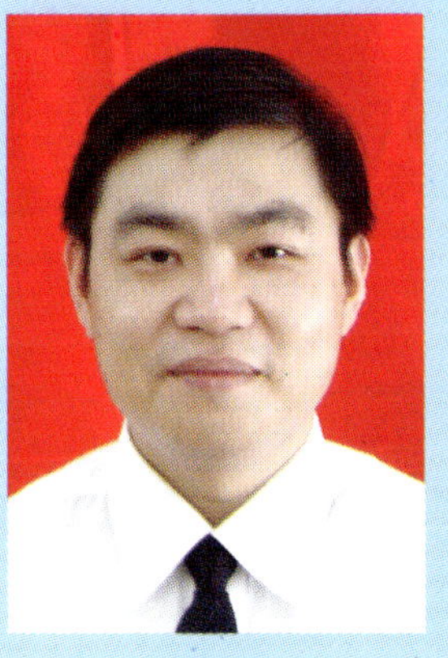

王升旭，教授，主任医师，医学博士，博士生导师。南方医科大学中医药学院针灸教研室主任，南方医院针灸科主任。中国针灸学会理事；广东省针灸学会常务理事；中国针灸学会腹针专业委员会常务理事，中国人民解放军针灸专业委员会副主任委员。先后获军队医疗成果二等奖 1 项、三等奖 1 项、科技进步三等奖 1 项，主编参编专著 9 部，发表学术论文 60 余篇，承担省部级以上课题 9 项。临床擅长腹针、浮针、穴位埋线等特种针法及传统针刺手法，主治中风后遗症、脑外伤后遗症、周围性面神经麻痹、周围神经损伤、颈椎病、肩周炎、腰腿痛等疑难杂症，尤其对各种神经症、亚健康调理、针灸减肥美容具有丰富经验。带教培养博士硕士研究生 20 余名，培训国外学员 300 余名。

针灸

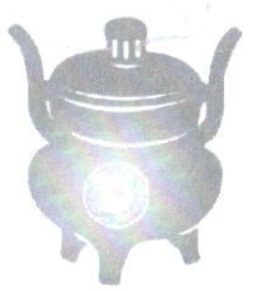

临床实用新型技术

NEW PRACTICAL
TECHNIQUES OF ACUPUNCTURE
AND MOXIBUSTION

主　编：黄　泳　王升旭

暨南大学出版社
JINAN UNIVERSITY PRESS
中国·广州

图书在版编目（CIP）数据

针灸临床实用新型技术/黄泳，王升旭主编. —广州：暨南大学出版社，2008.12
（21世纪中医教材系列）
ISBN 978-7-81135-112-5

Ⅰ.针… Ⅱ.①黄…②王… Ⅲ.针灸疗法—临床应用—教材 Ⅳ.R246

中国版本图书馆CIP数据核字（2008）第162460号

出版发行：暨南大学出版社

地　址：中国广州暨南大学
电　话：总编室（8620）85221601
营销部（8620）85225284　85228291　85220693（邮购）
传　真：（8620）85221583（办公室）　85223774（营销部）
邮　编：510630
网　址：http：//www.jnupress.com　http：//press.jnu.edu.cn

排　版：暨南大学出版社照排中心
印　刷：暨南大学印刷厂

开　本：787mm×960mm　1/16
印　张：13
字　数：260千
版　次：2008年12月第1版
印　次：2008年12月第1次
印　数：1—3000册

定　价：25.80元

前　言

必欲治病，莫如用针，观夫针道，捷法最奇。

针灸治病，历史悠久，源远流长；针灸学术，理论精深，技术丰富。中国是针灸的发祥地，针灸是中国传统医学的瑰宝，是祖国医学十分重要的组成部分，其疗效已经逐渐被国际公认。1980 年，世界卫生组织（WHO）确认并推荐在43 种疾病的治疗中可以应用针灸治疗；1997 年 11 月，美国国立卫生研究院（NIH）通过针刺听证会，确认针刺作为现代医学的辅助手段或替代医学疗法可用于疼痛、化疗后恶心呕吐、哮喘、中风后遗症、吸毒等疾病的治疗。随着针灸的发展和文化的交流，针灸已经传遍世界，成为很多国家医学界和社会公认的医疗保健技术。

但是，对于针灸，大多数人了解得最多的是常规的毫针刺法。其实，针灸的范围很广，针刺的方法很多，除了传统的毫针刺法外，还有多种新型针法，其操作方便、作用奇特、疗效显著，堪称针灸之捷径。新型针法是常规针灸治疗方法的有益补充，扩大了针灸治疗的范围，展现了针灸疗法的特效性。这些新型针法亦称微针疗法、特种针法等，因其作用独特、便捷易学，日益受到国内外针灸界的重视，并且广泛应用于临床。

本书在南方医科大学选修课内部教材《针灸临床实用新型技术》的基础上，由南方医科大学中医药学院针灸教研室的教师和研究生编写而成，该教材在南方医科大学试用 5 年，深受学生好评。应学生们的要求，编者重整内容，数易其稿，结稿成书。本书载述新型针法共 10 种，每种针法作为一章，第一章　薄氏腹针疗法（黄泳、陈静撰稿），第二章　耳针疗法（张贵锋、王艳杰撰稿），第三章　浮针疗法（黄泳、曾统军撰稿），第四章　靳三针疗法（李求实、邹燕齐撰稿），第五章　平衡针疗法（黄泳、曾统军撰稿），第六章　头针疗法（张贵锋、陈俊琦撰稿），第七章　腕踝针疗法（王升旭、姜雪梅撰稿)，第八章　醒脑开窍针刺法（王升旭、廖韩波撰稿)，第九章　穴位埋线疗法（王升旭、吴俊贤撰稿)，第十章　穴位注射法（李求实、王艳杰撰稿)。包括各种针法的定义、理论渊源、作用原理、穴位分布、操作技术、临床应用、适应证和禁忌证等。本书内容丰富，图文并茂，简洁实用。我们编写的出发点就是让一些非针灸专业的医生和针灸爱好者也能看懂学会，能运用这些简便、快捷、有效的新型针灸技术治疗临床常见疾病。

在本书的编写过程中，我们参考了一些同行的著作，在此深表感谢。当然，本书还存在一些错漏和值得商榷之处，敬请广大读者批评指正。

黄　泳　王升旭

2008 年 10 月 25 日于广州

目　录

第一章　薄氏腹针疗法

第一节　概　述

一、概念

薄氏腹针疗法是以神阙（位于肚脐中央）调控系统理论为核心，脏腑、经络学说和中医基础理论为底蕴，通过刺激腹部穴位调节脏腑失衡来治疗全身疾病的一个微针系统。该疗法是由薄智云先生在传统针法的基础上，经过多年的临床实践总结归纳出来的。

二、理论渊源

薄氏腹针疗法以中医理论为基础，神阙调控系统理论为核心。薄氏指出：人之先天从无形的精气到胚胎的形成，完全依赖于神阙系统，因此，神阙系统是形成于胚胎期的人体调控系统，是人体最早的调控系统和经络系统的母系统，具有向全身输布气血和对机体宏观调控的作用。由于腹壁解剖结构的特点，在神阙系统形成的过程中逐渐分解为两个截然不同的调节系统：一个位于腹壁的浅层，对全身的功能起着调控作用，称为外周系统；一个位于腹壁的深层，对内脏的功能起着调节作用，称为内脏系统。这两个系统互为影响，对全身起着调控作用。

三、作用原理

首先，从中医角度来看，腹部不仅包含了内脏中许多重要的器官，而且分布着大量的经脉，为气血向全身输布、内联外达提供了较广的途径。脏腑的募穴是脏腑之气结聚的地方，也是审察症候、诊断、治疗疾病的重要部位，日本汉方医学还把腹诊发展成为一种特殊的诊病手段，天数道明甚至提出“外感证从脉证为主，内伤病以腹诊为主”的主张。曲直濑道三认为，“腹者有生之本，百病皆根于此”。因此，腹针治疗内脏疾病或慢性全身性疾病具有脏腑最集中、经脉最多、途径最短等优点。

其次，脐带是胎儿从母体摄入氧气、营养物质的通道。母体的气血由脐带向胎儿全身输送，随着胎儿在母体逐渐发育，以脐为中心向全身输布气血的功能不断得到完善，最后形成一个完善的给养系统。因此神阙向四周及全身输布气血的功能先天即已形成。胎儿出生后，随着营养摄入方式的改变，脐部输布气血的功能降到了一个次等的地位，一些血管与周围的血管建立新的关系，一些组织闭锁，一些成为结缔组织，从而脐部的功能被人们所忽略。但是，这一固有的输布气血的系统依然存在。因此，薄氏认为以神阙为轴心的大腹部不仅有一个已知的、与全身气血运行相关的循环系统，还拥有一个被人们忽略的全身高级调控系统。这个系统不仅是腹针的物质基础，也是敷脐疗法的物质基础。

再次，维持机体的稳态，这是医学的共识。中医认为人体是有机整体，在结构上不可分割、在生理上互相协调、在病理上相互影响，外病及里，里病外显。此外，中医还强调人与自然界之间的密切关系和社会心理对人体的影响。人体作为外界的承受体与内脏的反映物则是通过经络调节使机体达到相对稳定的状态。而内脏系统的失衡与体表的反应相关，即“有诸内必形诸外”。体针、耳针、头针等大多是对脏腑的疾病通过体表的针刺反馈进行逆向调节。腹针虽然也是针刺体表，但由于腹针在解剖学上的优势，使之对脏腑失衡的调节更为有利，故腹针疗法可提高内脏在应激状态下相对稳定的能力。

四、特色

薄氏腹针是通过刺激腹部穴位调节脏腑失衡来治疗全身疾病，以神阙布气学说为核心的一个微针系统。它具有“处方标准化，操作规范化，辨证条理化”的处方特点，临床具有“安全、无痛、高效、快捷”等优点，起效快，可重复性强。

1. 理论特点

神阙系统是形成于胚胎期的人体调控系统，是人体最早的调控系统和经络系统的母系统，具有向全身输布气血的功能和对机体宏观调控的作用。由于腹部解剖结构的特点，在神阙系统形成的过程中逐渐分解为两个截然不同的调节系统：一个位于腹壁的浅层，对全身的功能起着调控作用，称为外周系统；一个位于腹壁的深层，对内脏的功能起着调节作用，称为内脏系统。这两个系统互为影响，对全身起着调控作用。

2. 取穴特点

薄氏腹针是一个微针系统，此疗法选取的穴位全部在腹部。薄氏腹针所取的腹部穴位是一个小的空间系统，其中，根据“神龟图”取穴浅刺，根据经脉分布取穴中刺，根据腹部“八廓”辨证取穴深刺。

3. 针刺特点

薄氏腹针针刺是选用直径为0.25 mm的毫针，施术要轻、缓，留针时多配合灸法。

4. 适应证

薄氏腹针疗法主要适用于内因性疾病，即内伤性疾病或久病及里的疑难病、慢性病。

第二节 穴 位

一、概述

薄氏腹针的穴位分布在腹部，具体范围是上至中脘、下至关元，左右以大横为界。常用的薄氏腹针穴位包括中脘、下脘、气海、关元、阴都、商曲、气旁、气穴、滑肉门、外陵、天枢、大横、上风湿点、上风湿外点、下风湿点、下风湿下点等，不超过20个。

薄氏腹针理论指出，薄氏腹针穴位具备一定的空间层次。一个穴位，针刺的深浅不同，所发挥的作用也大不相同。

二、取穴方法

1. 取穴定线、定寸

腹部取穴时，以任脉为纵轴坐标，首先对任脉的经穴定位，从解剖结构来看，任脉应当在腹白线的下边，是否能够准确地对任脉的位置进行判断是影响正确取穴的主要因素。任脉的定位有两种方法：①观察毛孔的走向；②分辨皮肤的色素沉着。然后再确定两侧足阳明胃经的平行线，并以此为基础对其他的腹穴进行度量，这样才能使腹部的取穴较为精确。

取穴时以胸骨柄、肚脐、耻骨联合上缘为标记点，腹部分寸的标定按照比例寸取穴法来进行。

（1）上腹部分寸的标定：中庭穴至神阙穴确定为8寸，或从神阙穴到胸骨柄末端（鸠尾）定为7寸。

（2）下腹部分寸的标定：神阙穴至曲骨穴确定为5寸。

（3）侧腹部分寸的标定：从神阙穴经天枢穴至侧腹部确定为6寸。

由于腹部肥瘦差异较大，而且腹部又不是一个平面，为腹针的取穴带来一定的困难，为规范腹针的取穴可采取以下方法进行度量：患者平卧，在腹部上述标记点做垂线向上延伸，然后在两条垂线上找水平线，在水平线上等分，排除因凹凸造成的视线错觉，以达到准确取穴的目的。例如，从神阙穴做一横坐标经天枢、大横到腹侧缘，可用两把直尺来测量。第一把直尺与前正中线垂直，经过神阙穴沿腹壁水平面伸向腹壁外侧，第二把直尺紧贴于腹壁外侧缘，与床水平面成90°，竖立面向上与第一把直尺垂直相交，交点到神阙穴之间的距离即为6寸，其2寸处即为天枢穴的定位点。腹上部和腹下部的方法与上述相同。

2. 穴位的立体层次

薄氏腹针疗法的特色之一，是强调穴位的不同层次。薄氏腹针理论认为，同一个穴位，根据针刺的深浅，分为天、地、人三部，浅刺（“神龟图”取穴）调筋骨，中刺（经脉分布取穴）调经脉，深刺（“八廓”辨证取穴）调脏腑。

（1）“神龟图”取穴。

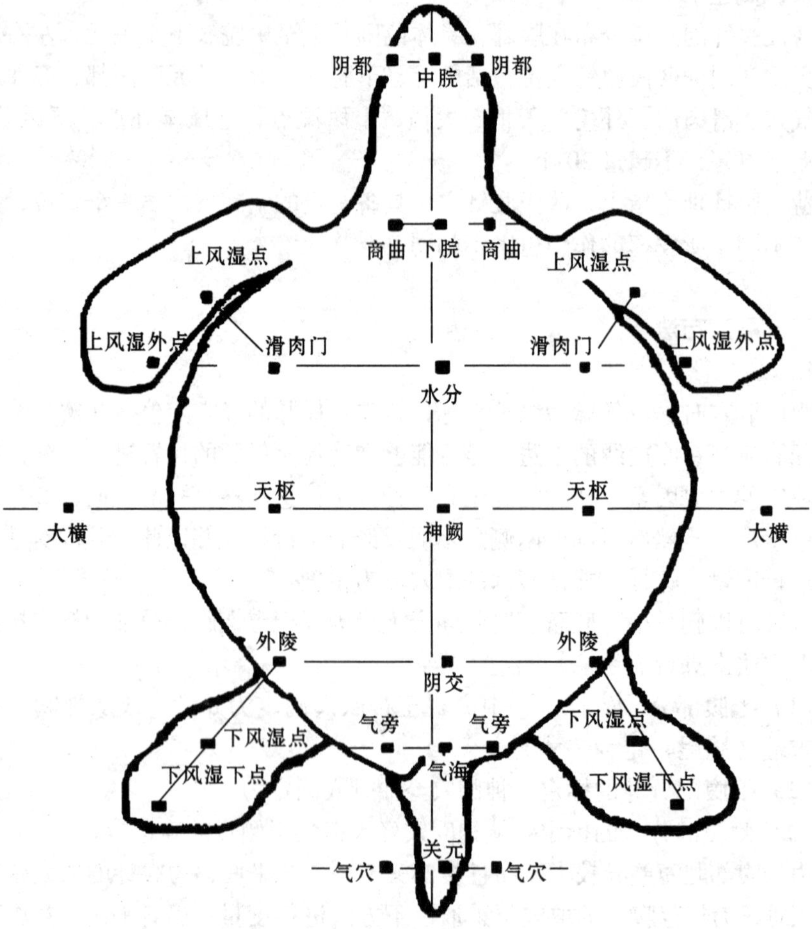

图1－1　腹部“神龟图”

根据薄氏腹针理论，调节外周的经络系统是形象酷似“神龟”的全息影像。中心部位是神阙穴，神龟的头在中脘，颈在商曲，肩在滑肉门，上肢沿着上风湿点、上风湿外点由肘而掌地展开，髋在外陵，下肢沿着下风湿点、下风湿下点展开，“神龟”的尾部从气海延伸至关元。临床取穴时，根据“神龟”的对应部位来组合取穴。“神龟”的头部对应人体的头部，“神龟”的颈部对应人体的颈部，“神龟”的上、下肢则对应人体的上、下肢，“神龟”的尾部对应人体的腰骶部。因此，如果患者罹患头痛，就重点取“神龟”头所在的中脘穴；患者罹患肩周炎，就重点取“神龟”肩所在的滑肉门穴，依此类推（见图1－1）。

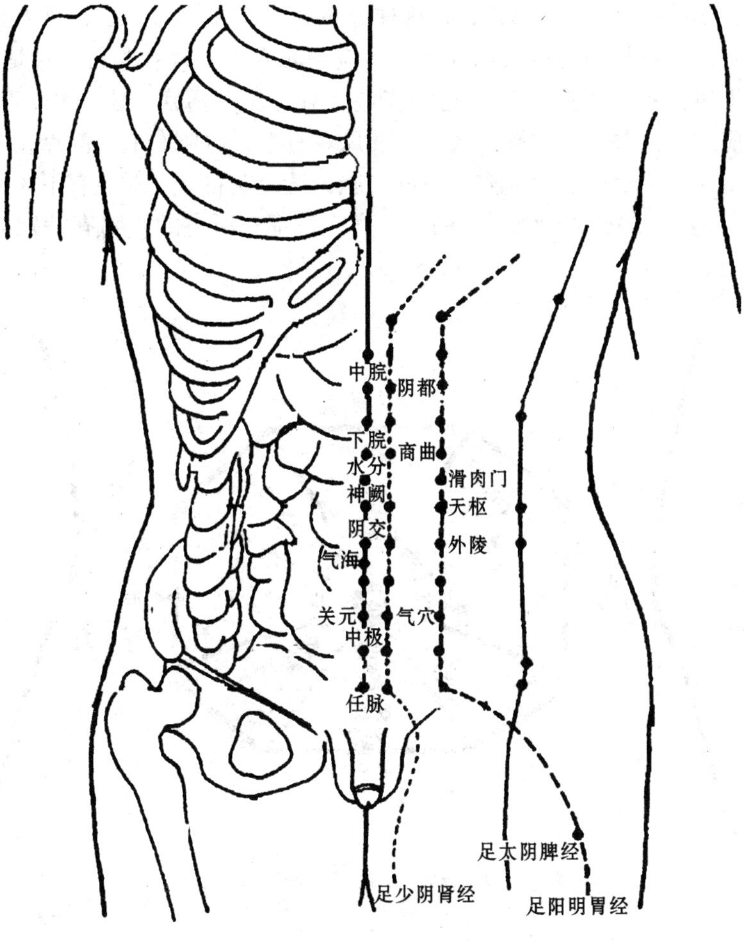

图1－2　腹部经脉图

第一章　薄氏腹针疗法

(2) 循经取穴。

循经取穴就是按照传统的十四经脉分布取穴。薄氏腹针的取穴区域包括任脉、足少阴肾经、足阳明胃经、足太阴脾经（见图1－2）。任脉是阴脉之海，总任手足三阴；肾为先天之本，脾为后天之本，脾与胃互为表里。通过调理这些经脉，能够起到平衡阴阳、调理脏腑的作用。根据薄氏腹针理论，若想通过刺激穴位发挥调节经脉的作用，针刺深度应该是中等深度。

(3) “八廓”辨证取穴。

“八廓”也是薄氏腹针取穴、用穴的一个特色，其理论源于腹部八卦的分布。长期的临床实践发现，腹部的脏腑分布与调节是有规律可循的，且这一规律与后天八卦相吻合，其天阳下降于地，地阴上升于天，天地交泰而生万物。基于此，薄氏腹针的“八廓”，是这样分布的：以神阙为中心，离火在上，对应中脘穴，主心与小肠；坎水在下，对应关元穴，主肾与膀胱；坤地在左上，对应左上风湿点，主脾与胃；兑泽在左，对应左大横穴，主下焦；乾天在左下，对应左下风湿点，主肺与大肠；巽风在右上，对应右上风湿点，主肝与中焦；震雷在右，对应右大横穴，主肝与胆；艮山在右下，对应右下风湿点，主上焦（见图1－3）。“八廓”中的每一廓穴位都对所主的脏腑有特别的指向性治疗作用。

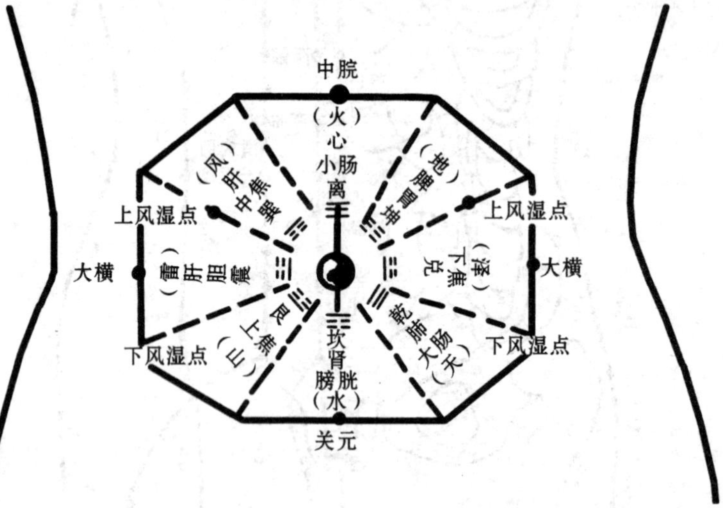

图1－3 腹部“八廓”图

此外，针刺每个穴位除了深浅不同，上、下、左、右区域也不同。为了便于读者记忆，现将腹针取穴歌诀介绍如下：

腹针取穴要认真，反复度量莫走神；
上八下五旁开六，起止摸准尺端平。
中庭曲骨需详辨，更查任脉何处行；
色素沉着毛孔定，毫厘不差要记清。

三、常用穴位

1. 中脘

【定位】脐上4寸。

【主治】浅刺：对应人体口部，治疗口、鼻、牙、头面部的疾病；中刺：治疗胃痛、呕吐、吞酸、腹胀、消化不良、泄泻、黄疸、便秘、痢疾、吐血、咳喘痰多等疾病；深刺：主治心、小肠的疾病。

2. 阴都

【定位】中脘旁5分，左右各一。

【主治】浅刺：治疗头面部疾病；中刺：治疗心悸、便秘、腹胀、腹痛、不孕等。

3. 下脘

【定位】脐上2寸。

【主治】浅刺：对应人体的颈部，治疗颈椎的疾病，如颈椎病、落枕、颈肩痛等；中刺：治疗消化不良、胃痛、胃下垂、呕吐、泄泻、腹膜炎、虚肿、消瘦等。

4. 商曲

【定位】下脘旁开5分，左右各一。

【主治】浅刺：对应人体的颈肩结合部，治疗颈肩部的疾病；中刺：治疗厌食、腹痛、腹胀、泄泻、便秘等。

5. 滑肉门

【定位】水分旁开2寸，左右各一。

【主治】浅刺：对应人体的肩部，治疗肩关节周围疾病；中刺：治疗癫痫、吐舌、呕吐、吐血、胃痛等。

6. 上风湿点

【定位】滑肉门上5分旁开5分，左右各一。

【主治】浅刺：对应人体的肘部，治疗肘关节周围疾病；中刺：治疗肘关节疼痛、肘臂麻木、屈伸不利、网球肘等症；深刺：左上风湿点主治脾与胃，右上风湿点主治肝与中焦。

7. 上风湿外点

【定位】滑肉门旁开1寸，左右各一。

【主治】浅刺：对应人体的腕部，治疗腕关节炎，腕关节活动不利、麻木等腕关节周围疾病。

8. 水分

【定位】脐上1寸。

【主治】浅刺：对应人体的后背部，治疗后背部的疾病；中刺：治疗腹痛、泄泻、呕吐、水肿、腹胀、小便不利等。

9. 天枢

【定位】脐正中旁开2寸，左右各一。

【主治】浅刺：对应人体的侧腰部，治疗腰肌的各种疾病；中刺：治疗腹胀肠鸣、绕脐腹痛、便秘、泄泻、痢疾、消化不良、水肿腹胀、赤白带下、月经不调、痛经、不孕等。

10. 大横

【定位】脐正中旁开4寸，左右各一。

【主治】中刺：治疗痢疾、腹泻、便秘、腹痛、四肢无力、惊悸、心悸乏力、焦虑不安等；深刺：左大横主治下焦，右大横主治肝与胆。

11. 气海

【定位】脐下1.5寸，在脐与关元中点处。

【主治】浅刺：对应人体后腰部偏上部位，治疗相应部位的疾病；中刺：治疗虚脱、形体羸瘦、气虚乏力、消化不良、呕吐、腹胀、腹痛、痢疾、便秘、失眠、心悸不安、四肢厥冷、遗尿、尿频、尿潴留、遗精、阳痿、疝气、赤白带下、月经不调、痛经、不孕、产后恶露不止等。

12. 气旁

【定位】气海旁开5分，左右各一。

【主治】浅刺：对应人体的两侧后腰部偏上的部位，治疗相应部位的疾病；中刺：治疗下肢疼痛、下肢无力等症。

13. 关元

【定位】脐下3寸。

【主治】浅刺：对应人体后腰部偏下的部位，治疗相应部位的疾病；中刺：治疗中风脱证、消瘦无力、腹痛、疝气、腹泻、痢疾、脱肛、便血、早泄、月经不调、痛经、盆腔炎、血崩、子宫脱垂、闭经、带下、不孕、产后恶露不止等；深刺：主治肾与膀胱。

14. 气穴

【定位】关元穴旁开5分，左右各一。

【主治】浅刺：对应人体两侧后腰部偏下的部位，治疗相应部位的疾病；中刺：治疗小便不利、泻痢、月经不调、带下、不孕、腹胀、腹泻等。

15. 外陵

【定位】阴交旁开2寸，左右各一。

【主治】浅刺：对应人体的髋关节，治疗髋关节及股骨头周围的疾病；中刺：治疗腹痛、腹胀、脐周痛、疝气、痛经等。

16. 下风湿点

【定位】气海旁开2.5寸，左右各一。

【主治】浅刺：对应人体的膝关节，治疗膝关节及其周围的疾病，如膝关节疼痛、鹤膝风、膝关节活动困难等；深刺：左下风湿点主治肺与大肠，右下风湿点主治上焦。

17. 下风湿下点

【定位】石门（前正中线，脐下2寸处）旁开3寸，左右各一。

【主治】浅刺：对应人体的踝关节，治疗踝关节及其周围的各种疾病，还可治疗小腿外侧疼痛、活动不利、麻木等症。

四、常用的穴位组合

1. 天地针

天地针是薄氏腹针的一组常用方，由中脘、关元组成。薄氏腹针以神阙为中，中脘为天，关元为地。中脘是胃之募穴，胃与脾相表里，有水谷之海之称；关元是小肠的募穴，别名丹田，有培肾固本、补气回阳之功，故两穴合用具有补脾肾之功能。

2. 引气归元

引气归元由中脘、下脘、气海、关元4穴组成。中脘、下脘均属胃脘，两穴有理中焦、调升降的作用；且手太阴肺经起于中焦，故兼有主肺气肃降的功能。气海为气之海，关元培肾固本，且肾主先天之元气，因此，4穴含有“以后天养先天”之意，故名“引气归元”。

3. 腹四关

腹四关由滑肉门、外陵左右共4穴位组成。滑肉门位于神阙之上，治疗躯干上段及上肢的疾患；外陵位于神阙之下，治疗下腹及下肢的疾患。此4穴具有通调气血、疏理经气使之上输下达肢体末端的作用，是引脏腑之气向全身布散的妙穴，故称“腹四关”。临床用于治疗全身性疾病，与引气归元或天地针合用时，有通腑之妙。

4. 调脾气

调脾气由左右两个大横穴组成。大横是足太阴脾经的经穴，大横具有调整脾脏功能、祛湿、健脾、滑利关节的作用，故常与腹四关合用治疗腰部疾患和坐骨神经痛，与风湿点合用治疗全身关节炎或肩周炎等。

5. 风湿点

风湿点由上风湿点和下风湿点组成。风湿点有消肿、止痛的作用，与大横合用可祛风、滑利关节、消肿痛、散瘀血。治疗肩、肘疾病时可仅用上风湿点，治疗下肢疾病时可仅用下风湿点。

第三节　针刺手法

腹针施术时，应根据病人的胖瘦、脂肪的厚薄、病程的长短、病气的深浅、疾病的虚实等几个方面来选择针具的长短和进针的深度。

一、针具的选择

为避免针刺意外的发生，便于控制进针的深度，腹针时通常采用每一位病人使用统一长度的针具来进行治疗。一般而言，体型较高大或矮胖的人，腹壁脂肪较厚，太短的针有时达不到施治的深度，一般选用 60 mm 长度的针具。而中度肥胖及普通体型的人，腹壁的脂肪层适中，一般选用 50 mm 长度的针具。消瘦体型的人，腹壁脂肪很薄，较易刺穿腹壁，一般选用更短的如 40 mm 长度的针具。这样，不仅施术时针具得心应手，且可在进针时减少病人的痛苦并能使进针的深度得到很好的控制。由于腹壁较肢体柔软，临床上通常选用 32 号 1 寸及 1.5 寸针进行治疗。

二、针刺前的准备

在进行腹针操作前，首先应检查肝、脾的大小及是否能触及，然后对准施治的部位从上而下进行触压，对每一个部位的肌紧张、压痛、痞块、积结都应进行仔细的甄别，了解上述症状的出现与治疗疾病的相关性，然后进行治疗。

三、针刺的深度

腹壁层较厚，针刺时不仅疼痛程度较轻而且便于施术。由于腹壁的分层局部解剖结构各不相同，因此，影响的外周系统亦有明显的不同，往往同一组穴位依据进针的深浅不同而治疗不同的疾病。故腹针时进针深度分为天、地、人三部。一般病程较短或其邪在表的疾病，针刺天部（即浅刺）；病程虽长，但未及脏腑或其邪在腠理的疾病，针刺人部（即中刺）；病程较长，累及脏腑或其邪在里的疾病，针刺地部（即深刺）。但是，在实际运用时也有例外，如腰部疼痛，虽病程短但往往采用针刺地部较易收到立竿见影的效果。因此，在临床应用时应灵活多变。

四、针刺的手法

腹部进针时首先应避开毛孔、血管，其次施术要轻、缓。如针尖抵达预计的深度时，一般采用只捻转不提插或轻捻转、慢提插的手法，使腹腔内的大网膜有足够的时间游离，避开针体，以避免刺伤内脏。施术时一般采用三部法，即候气、行气、催气。进针后，停留 3 ~5 分钟，谓之候气；3 ~5 分钟后再捻转使局部产生针感，谓之行气；再隔 5 分钟行针 1 次，加强针感使之向四周或远处扩散，谓之催气；留针 30 分钟起针。

腹针的补泻手法依刺激的强弱而定，弱刺激为补，强刺激为泻。因腹针的适应证以慢性病为多，而久病则虚，故腹针时补多泻少。施补法时除采用手法外，多配合灸法，灸时可由上而下对每个针刺穴位温灸，也可以将艾灸架置于神阙穴，以壮元阳、温经络，使腹针的疗效得以提高。

五、常用的针刺法

在主穴的基础上可拓展施用三角针、三星法、梅花刺等不同的针刺法，以加强主穴的治疗作用，取得更好的临床效果。

1. 三角针

三角针是以主穴为顶点，在向上或向下各距 3 ~5 分处分别再刺两针，使三针形成等腰或等边三角形的针刺方法。这种针法适宜于症状比较局限的疾病，如膝关节痛、局部关节疼痛等。针与针之间的距离由患病部位的大小而定。

2. 三星法

三星法是以主穴为基础向上下、左右或与神阙呈放射性排列，在距主穴 3 ~5 分处分别各刺 1 针，形成并行排列的针刺方向。这种针法适宜于症状呈带状或条状的疾病，如坐骨神经痛等。针与针之间的距离由患病部位的长短而定。

3. 梅花刺

梅花刺是以主穴为中心，在上下左右各距 3 ~5 分处各刺 1 针，使 5 针形成梅花图案的针刺方法。这种针法适宜于病情较重且病程较长的病人，也可在三星法疗效不佳时采用，使治疗的强度得到增加。

综上所述，针刺法以能改善临床症状的主穴为核心而进行运用，因此，处方中相对特效穴选取得正确与否直接影响到疗效，而选用哪一种针刺法则依据病位的大小、疾病的程度与病程的长短。同时，针刺的方法亦可变通，若加一针即可取得良好的临床效果便无须再刺，如三角针后效果尚不满意亦可再刺一针以观后效。总之，既不可已建功而凑其数，又不可功未成而草收兵，应以临床的治疗需要而适当变通。

第四节　临床应用

一、适应证与禁忌证

1. 适应证

一般而言，腹针的适应证为内因性疾病，即内伤性疾病或久病及里的疑难病、慢性病。临床上大致可以分为：①关节筋骨疾病：落枕、颈椎病、肩周炎、肩部扭伤肿痛、肱骨外上髁炎、腕部的狭窄性腱鞘炎、腰椎间盘突出症、腰背痛、骨性关节炎、强直性脊柱炎、风湿性关节炎、类风湿性关节炎、腰腿痛、膝关节炎、踝部扭挫伤等；②心脑血管系统疾病：冠状动脉硬化性心脏病、心律失常、心肌梗死、心绞痛、老年性痴呆、脑动脉硬化、脑血管疾病及其后遗症、高血压、癔病等；③神经系统疾病：面瘫、三叉神经痛、神经症、植物神经功能紊乱、神经性头痛、癫痫等；④消化系统疾病：胃炎、胃溃疡、消化不良、腹泻、便秘、胆囊炎、肝炎等；⑤呼吸系统疾病：支气管哮喘、过敏性鼻炎、肺气肿等；⑥内分泌及泌尿系统疾病：内分泌功能紊乱、糖尿病、更年期综合征、月经不调、前列腺炎、前列腺增生、泌尿系统感染、肾炎、尿频、遗尿等；⑦五官及外科疾病：结膜炎、睑腺炎、咽炎、牙痛、神经性耳聋、带状疱疹、荨麻疹、痔疮、乳腺炎等；⑧美容、保健、减肥等。

2. 禁忌证

（1）腹针的刺激部位是腹部，一切原因不明的急腹症均为禁忌证，以免因针刺而引起误诊。

（2）急性腹膜炎、肝脾肿大引起的脐静脉曲张、腹腔内部的肿瘤并广泛转移。

（3）大月份孕期的妇女不宜采用腹针治疗。

（4）对长期慢性病而致体质衰弱的病人，在施术时需谨慎。

二、注意事项

1. 取穴要精确

薄氏腹针取穴时，任脉和水平线的定位一定要准确，比例寸的计算要精确到0.01 mm，只有这样才能确保临床疗效。

2. 针刺的深度要合理

针刺时因疾病不同故所选用的针刺深度也不同，一般病程较短或其邪在表的疾病，应浅刺；病程虽长，但未及脏腑或其邪在腠理的疾病，应中刺；病程较长，累及脏腑或其邪在里的疾病，应深刺。

3. 避免刺伤腹腔脏器

腹腔内有消化器官和泌尿器官，针刺时，一般不可刺过腹膜，以免损伤内脏。尤其在肝、脾脏肿大，胃、肠胀气或膀胱充盈等情况下，更要谨慎从事。

第二章 耳针疗法

第一节 概 述

一、概念

耳针是在耳郭穴位上用针刺或其他方法刺激，以防治疾病的一种方法。其治疗范围较广，操作方便，对疾病的诊断也有一定的参考意义。

二、发展概况

运用耳穴诊治疾病，早在《灵枢·五邪》就有记载："邪在肝，则两胁中痛……取耳间青脉以去其掣。"唐代《千金要方》有取耳中穴治疗马黄、黄疸、寒暑疫毒等病。历代医学文献也有介绍用针、灸、吸、按摩、耳道塞药、吹药等方法刺激耳郭及耳部以防治疾病，以及望、触耳郭诊断疾病的记载，并一直为众多医家所应用。这些说明我国利用耳穴诊治疾病的历史已相当悠久。

1958 年 12 月，叶肖麟在《上海中医杂志》上摘译介绍了法国医学博士 P. Nogier 提出的形如胚胎倒影的耳穴图，促进了耳穴在我国的迅速发展。自此，耳针疗法中无论是耳穴的数量，还是耳穴在诊治方面的应用及实验研究，都有了长足的进展。

为了便于国与国之间的研究和交流，我国于 1992 年 10 月制定了国家标准《耳穴名称与部位》，现在的耳穴定位基本上参照该标准。

三、耳针疗法的作用原理

中医学认为人体虽分脏腑经络、五官九窍、四肢百骸等组织器官，但它们都是有机整体的一部分。就耳来说，它并不单纯是孤立的听觉器官，它与经络脏腑有着密切的关系，这亦是生物全息论的观点。耳针疗法正是应用这一理论，通过刺激耳穴来治疗各种疾病的。

耳与经络之间有着密切的联系，早在 2000 多年前的医学帛书《阴阳十一脉灸经》就记述了"耳脉"，《内经》对耳与经脉、经别、经筋的关系作了较详细的阐述。手太阳、手足少阳、手阳明等经脉、经别都入耳中，而足阳明上耳前，足太阳则至耳上角。六阴经虽不直接入耳，但都通过经别与阳经相合，而与耳相联系。因此，十二经脉都直接或间接上达于耳。奇经八脉中阴跷、阳跷脉并入耳后，阳维脉循头入耳。所以，《灵枢·口问》说："耳者，宗脉之所聚也。"

耳与脏腑的关系密切，据《内经》、《难经》等记载，耳与五脏均有生理功能上的联系。如《灵枢·脉度》解说："肾气通于耳，肾和则耳能闻五音矣。"《难经·四十难》说："肺主声，令耳闻声。"后世医家在论述耳与脏腑的关系时更为详细，如《证治准绳》说："肾为耳窍之主，心为耳窍之客。"《厘正按摩要术》进一步将耳郭分为心、肝、脾、肺、肾五部，曰："耳珠属肾，耳轮属脾，耳上轮属心，耳皮肉属肺，耳背玉楼属肝。"说明耳与脏腑在生理功能上是息息相关的。在临床上可通过观察耳郭形态和色泽的改变来判断脏腑的病理变化，诊断疾病。可见，耳不仅与脏腑的生理活动有关，而且在病理改变上也是不可分割的。

四、耳郭结构与表面解剖

1. 耳郭形态和分部

耳郭是外耳的组成部分，位于下颌窝和颞骨、乳突之间，呈垂直方向生长。耳的前外面凹陷，后内面隆凸。

2. 耳郭的组织结构

耳郭以弹性纤维软骨为支架，并附有韧带、脂肪、结缔组织和退化的肌肉，以及覆盖在外层的皮下组织和皮肤等结构。耳郭的神经分布极为丰富，其中脊神经有来自颈丛的耳大神经和枕小神经，脑神经有来自三叉神经分支的耳颞神经、面神经耳支、迷走神经分支和舌咽神经分支合成的耳支及来自颈动脉丛的交感神经。耳郭的动脉来自颈外动脉的分支颞浅动脉和耳后动脉，在耳郭深部沿软骨膜行走。颞浅动脉在外耳门前方分出三支主要供应耳郭前面，耳后动脉从下耳根沿耳郭背面上行，主要供应耳郭背面。耳郭静脉起于耳郭浅层，前面汇成2~3支较大静脉，经颞浅静脉注入颈外静脉。耳背小静脉亦汇成3~5支，经耳后静脉进入颈外静脉。耳郭的淋巴多成网状，主要流入耳郭周围的淋巴结。根据其流向分成前、后、下三组，前组流入耳前淋巴结和腮腺淋巴结，后组流入耳后淋巴结和乳突淋巴结，下组流入耳后淋巴结，三组淋巴结均汇入颈上淋巴结。

3. 耳郭表面解剖

耳郭分为凹面的耳前和凸面的耳背。耳前的表面解剖部位如图2-1所示。

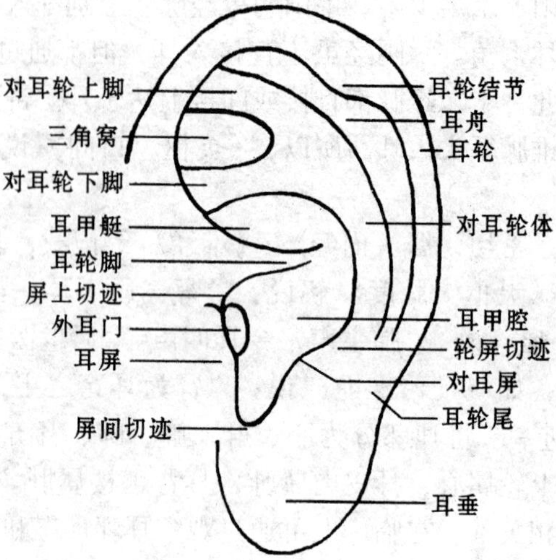

图 2－1

耳轮：耳郭卷曲的游离部分。

耳轮结节：耳轮后上部的膨大部分。

耳轮尾：耳轮向下移行于耳垂的部分。

耳轮脚：耳轮深入耳甲的部分。

对耳轮：与耳轮相对呈“Y”字形的隆起，由对耳轮体、对耳轮上脚和对耳轮下脚三部分组成。

对耳轮体：对耳轮下部呈上下走向的主体部分。

对耳轮上脚：对耳轮向上分支的部分。

对耳轮下脚：对耳轮向前分支的部分。

三角窝：对耳轮上、下脚与相应耳轮之间的三角形凹窝。

耳舟：耳轮与对耳轮之间的凹沟。

耳屏：耳垂前方呈瓣状的隆起。

屏上切迹：耳屏与耳轮之间的凹陷处。

对耳屏：耳垂上方与耳屏相对的瓣状隆起。

屏间切迹：耳屏和对耳屏之间的凹陷处。

轮屏切迹：对耳轮与对耳屏之间的凹陷处。

耳垂：耳郭下部无软骨的部分。

耳甲：部分耳轮和对耳轮、对耳屏、耳屏及外耳门之间的凹窝，由耳甲艇、耳甲腔两部分组成。

耳甲腔：耳轮脚以下的耳甲部。

耳甲艇：耳轮脚以上的耳甲部。

外耳门：耳甲腔前方的孔窍。

第二节　耳　穴

《耳穴名称与部位》规定，耳郭上有91个耳穴，其分布、定位及主治病症分述如下。

一、耳穴的分布

耳穴在耳郭上的分布有一定的规律，形状如倒置的胎儿（见图2－2）。一般与头脑、面部相应的耳穴多分布在耳垂和对耳屏；与上肢相应的耳穴多分布在耳舟；与躯体和下肢相应的耳穴多分布在对耳轮体和对耳轮上、下脚；与腹腔脏器相应的耳穴多分布在耳甲艇；与胸腔脏器相应的耳穴多分布在耳甲腔；与消化道相应的耳穴多分布在耳轮脚周围；与耳鼻咽喉相应的耳穴多分布在耳屏四周。

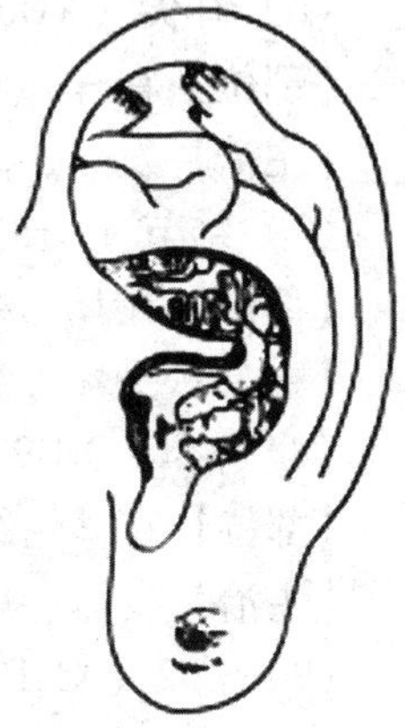

图2－2

二、耳穴的定位及主治病症

1. 耳轮穴位

【取穴方法】为了便于取穴，将耳轮分成12个区。耳轮脚为耳轮1区；耳轮脚切迹到对耳轮下脚上缘之间的耳轮分为3等份，自下而上依次为耳轮2区、3区、4区；对耳轮下脚上缘到对耳轮上脚前缘之间的耳轮为耳轮5区；对耳轮上脚前缘到耳尖之间的耳轮为耳轮6区；耳尖到耳轮结节上缘为耳轮7区；耳轮结节上缘到耳轮结节下缘为耳轮8区；耳轮结节下缘到轮垂切迹之间的耳轮分为4等份，自上而下依次为耳轮9区、10区、11区和12区。

（1）耳中（XH1）。

【部位】在耳轮脚处，即耳轮1区。

【主治】呃逆、荨麻疹、皮肤瘙痒症、小儿遗尿、咯血、出血性疾病。

（2）直肠（XH2）。

【部位】在耳轮脚棘前上方的耳轮处，即耳轮2区。

【主治】便秘、腹泻、脱肛、痔疾。

(3) 尿道（XH3）。

【部位】在直肠上方的耳轮处，即耳轮3区。

【主治】尿频、尿急、尿痛、尿潴留。

(4) 外生殖器（XH4）。

【部位】在对耳轮下脚前方的耳轮处，即耳轮4区。

【主治】睾丸炎、附睾炎、外阴瘙痒症。

(5) 肛门（XH5）。

【部位】在三角窝前方的耳轮处，即耳轮5区。

【主治】痔疾、肛裂。

(6) 耳尖（XH6.7）。

【部位】在耳郭向前对折的上部尖端处，即耳轮6、7区交界处。

【主治】发热、高血压、急性结膜炎、麦粒肿、牙痛、失眠。

(7) 结节（XH8）。

【部位】在耳轮结节处，即耳轮8区。

【主治】头晕、头痛、高血压。

(8) 轮1（XH9）。

【部位】在耳轮结节下方的耳轮处，即耳轮9区。

【主治】发热、扁桃体炎、上呼吸道感染。

(9) 轮2（XH10）。

【部位】在耳轮1区下方的耳轮处，即耳轮10区。

【主治】发热、扁桃体炎、上呼吸道感染。

(10) 轮3（XH11）。

【部位】在耳轮2区下方的耳轮处，即耳轮11区。

【主治】发热、扁桃体炎、上呼吸道感染。

(11) 轮4（XH12）。

【部位】在耳轮3区下方的耳轮处，即耳轮12区。

【主治】发热、扁桃体炎、上呼吸道感染。

2. 耳舟穴位

【取穴方法】为了便于取穴，将耳舟分成6等份，自上而下依次为耳舟1区、2区、3区、4区、5区、6区。

(1) 指（SF1）。

【部位】在耳舟上方处，即耳舟1区。

【主治】甲沟炎、手指麻木和疼痛。

（2）腕（SF2）。

【部位】在指区的下方处，即耳舟2区。

【主治】腕部疼痛。

（3）风溪（SF1.2i）。

【部位】在耳轮结节前方，指区与腕区之间，即耳舟1、2区交界处。

【主治】荨麻疹、皮肤瘙痒症、过敏性鼻炎。

（4）肘（SF3）。

【部位】在腕区的下方处，即耳舟3区。

【主治】肱骨外上髁炎、肘部疼痛。

（5）肩（SF4.5）。

【部位】在肘区的下方处，即耳舟4、5区。

【主治】肩关节周围炎、肩部疼痛。

（6）锁骨（SF6）。

【部位】在肩区的下方处，即耳舟6区。

【主治】肩关节周围炎。

3. 对耳轮穴位

【取穴方法】为了便于取穴，将对耳轮分成13个区。对耳轮上脚分为上、中、下3等份，下1/3为对耳轮5区；中1/3为对耳轮4区；再将上1/3分为上、下2等份，下1/2为对耳轮3区，再将上1/2分为前后2等份，后1/2为对耳轮2区，前1/2为对耳轮1区。对耳轮下脚分为前、中、后3等份，中、前2/3为对耳轮6区，后1/3为对耳轮7区。将对耳轮体从对耳轮上、下脚分叉处至轮屏切迹分为5等份，再沿对耳轮耳甲缘将对耳轮体分为前1/4和后3/4两部分，前上2/5为对耳轮8区，后上2/5为对耳轮9区，前中2/5为对耳轮10区，后中2/5为对耳轮11区，前下1/5为对耳轮12区，后下1/5为对耳轮13区。

（1）跟（AH1）。

【部位】在对耳轮上脚前上部，即对耳轮1区。

【主治】足跟痛。

（2）趾（AH2）。

【部位】在耳尖下方的对耳轮上脚后上部，即对耳轮2区。

【主治】甲沟炎、趾部疼痛。

（3）踝（AH3）。

【部位】在趾、跟区下方处，即对耳轮3区。

【主治】小腿关节扭伤。

（4）膝（AH4）。

【部位】在对耳轮上脚中1/3处，即对耳轮4区。

【主治】膝关节疼痛、坐骨神经痛。

（5）髋（AH5）。

【部位】在对耳轮上脚的下1/3处，即对耳轮5区。

【主治】髋关节疼痛、坐骨神经痛、腰骶部疼痛。

（6）坐骨神经（AH6）。

【部位】在对耳轮下脚的前2/3处，即对耳轮6区。

【主治】坐骨神经痛、下肢瘫痪。

（7）交感（AH6a）。

【部位】在对耳轮下脚末端与耳轮内缘相交处，即对耳轮6区前端。

【主治】胃肠痉挛、心绞痛、胆绞痛、输尿管结石、自主神经功能紊乱。

（8）臀（AH7）。

【部位】在对耳轮下脚的后1/3处，即对耳轮7区。

【主治】坐骨神经痛、臀筋膜炎。

（9）腹（AH8）。

【部位】在对耳轮体前部上2/5处，即对耳轮8区。

【主治】腹痛、腹胀、腹泻、急性腰扭伤、痛经、产后宫缩痛。

（10）腰骶椎（AH9）。

【部位】在腹区后方，即对耳轮9区。

【主治】腰骶部疼痛。

（11）胸（AH10）。

【部位】在对耳轮体前部中2/5处，即对耳轮10区。

【主治】胸胁疼痛、肋间神经痛、胸闷、乳腺炎。

（12）胸椎（AH11）。

【部位】在胸区后方，即对耳轮11区。

【主治】胸痛、经前乳房胀痛、乳腺炎、产后泌乳不足。

（13）颈（AH12）。

【部位】在对耳轮体前部下1/5处，即对耳轮12区。

【主治】落枕、颈椎疼痛。

（14）颈椎（AH13）。

【部位】在颈区后方，即对耳轮13区。

【主治】落枕、颈肩综合征。

4. 三角窝穴位

【取穴方法】为了便于取穴，将三角窝分成5个区。由耳轮内缘至对耳轮上、下脚分叉处分为前、中、后3等份，中1/3为三角窝3区；再将前1/3分为上、中、下3等份，上1/3为三角窝1区，中、下2/3为三角窝2区；再将后1/3分为上、下2等份，上1/2为三角窝4区，下1/2为三角窝5区。

（1）角窝上（TF1）。

【部位】在三角窝前1/3的上部，即三角窝1区。

【主治】高血压。

（2）内生殖器（TF2）。

【部位】在三角窝前1/3的下部，即三角窝2区。

【主治】痛经、月经不调、白带过多、功能性子宫出血、阳痿、遗精、早泄。

（3）角窝中（TF3）。

【部位】在三角窝中1/3处，即三角窝3区。

【主治】哮喘。

（4）神门（TF4）。

【部位】在三角窝后1/3的上部，即三角窝4区。

【主治】失眠、多梦、戒断综合征、癫痫、高血压、神经衰弱。

（5）盆腔（TF5）。

【部位】在三角窝后1/3的下部，即三角窝5区。

【主治】盆腔炎、附件炎。

5. 耳屏穴位

【取穴方法】为了便于取穴，将耳屏分成4个区。耳屏外侧面分为上、下2等份，上部为耳屏1区，下部为耳屏2区；将耳屏内侧面分为上、下2等份，上部为耳屏3区，下部为耳屏4区。

（1）上屏（TG1）。

【部位】在耳屏外侧面上1/2处，即耳屏1区。

【主治】咽炎、鼻炎。

（2）下屏（TG2）。

【部位】在耳屏外侧面下1/2处，即耳屏2区。

【主治】鼻炎、鼻塞。

（3）外耳（TG1u）。

【部位】在屏上切迹前方近耳轮部，即耳屏1区上缘处。

【主治】外耳道炎、中耳炎、耳鸣。

（4）屏尖（TG1p）。

【部位】在耳屏游离缘上部尖端，即耳屏1区后缘处。

【主治】发热、牙痛、斜视。

（5）外鼻（TG1. 2i）。

【部位】在耳屏外侧面中部，即耳屏1、2区之间。

【主治】鼻前庭炎、鼻炎。

（6）肾上腺（TG2p）。

【部位】在耳屏游离缘下部尖端，即耳屏2区后缘处。

【主治】低血压、风湿性关节炎、腮腺炎、链霉素中毒、眩晕、哮喘、休克。

（7）咽喉（TG3）。

【部位】在耳屏内侧面上1/2处，即耳屏3区。

【主治】声音嘶哑、咽炎、扁桃体炎、失语、哮喘。

（8）内鼻（TG4）。

【部位】在耳屏内侧面下1/2处，即耳屏4区。

【主治】鼻炎、上颌窦炎、鼻衄。

（9）屏间前（TG21）。

【部位】在屏间切迹前方耳屏最下部，即耳屏2区下缘处。

【主治】咽炎、口腔炎。

6. 对耳屏穴位

【取穴方法】为了便于取穴，将对耳屏分成4个区。由对屏尖及对屏尖至轮屏切迹连线之中点，分别向耳垂上线作两条垂线，将对耳屏外侧面及其后部分成前、中、后3区，前为对耳屏1区，中为对耳屏2区，后为对耳屏3区；对耳屏内侧面为对耳屏4区。

（1）额（AT1）。

【部位】在对耳屏外侧面的前部，即对耳屏1区。

【主治】偏头痛、头晕。

（2）屏间后（AT11）。

【部位】在屏间切迹后方对耳屏前下部，即对耳屏1区下缘处。

【主治】额窦炎。

（3）颞（AT2）。

【部位】在对耳屏外侧面的后部，即对耳屏2区。

【主治】偏头痛、头晕。

（4）枕（AT3）。

【部位】在对耳屏外侧面的后部，即对耳屏 3 区。

【主治】头晕、头痛、癫痫、哮喘、神经衰弱。

（5）皮质下（AT4）。

【部位】在对耳屏内侧面，即对耳屏 4 区。

【主治】痛症、间日疟、神经衰弱、假性近视、失眠。

（6）对屏尖（AT1. 2. 4i）。

【部位】在对耳屏游离缘的尖端，即对耳屏 1、2、4 区交点处。

【主治】哮喘、腮腺炎、睾丸炎、附睾炎、神经性皮炎。

（7）缘中（AT2. 3. 4i）。

【部位】在对耳屏游离缘上，对屏尖与轮屏切迹之中点处，即对耳屏 2、3、4 区交点处。

【主治】遗尿、内耳眩晕、尿崩症、功能性子宫出血。

（8）脑干（AT3. 4i）。

【部位】在轮屏切迹处，即对耳屏 3、4 区之间。

【主治】眩晕、后头痛、假性近视。

7. 耳甲穴位

【取穴方法】为了便于取穴，将耳甲用标志点、线分成 18 个区。在耳轮的内缘上，设耳轮脚切迹至对耳轮下脚间中、上 1/3 交界处为 A 点。在耳甲内，由耳轮脚消失处向后作一水平线与对耳轮耳甲缘相交，设交点为 D 点，设耳轮脚消失处至 D 点连线中、后 1/3 交界处为 B 点，设外耳道口后缘上 1/4 与下 3/4 交界处为 C 点。从 A 点向 B 点作一条与对耳轮耳甲艇缘弧度大致相仿的曲线，从 B 点向 C 点作一条与耳轮脚下缘弧度大致相仿的曲线。将 BC 线前段与耳轮脚下缘间分成 3 等份，前 1/3 为耳甲 1 区，中 1/3 为耳甲 2 区，后 1/3 为耳甲 3 区。ABC 线前方，耳轮脚消失处为耳甲 4 区。将 AB 线前段与耳轮脚上缘及部分耳轮内缘间分成 3 等份，后 1/3 为耳甲 5 区，中 1/3 为耳甲 6 区，前 1/3 为耳甲 7 区。将对耳轮下脚下缘前、中 1/3 交界处与 A 点连线，该线前方的耳甲艇部为耳甲 8 区。将 AB 线前段与对耳轮下脚下缘间耳甲 8 区以后的部分，分为前、后 2 等份，前 1/2 为耳甲 9 区，后 1/2 为耳甲 10 区。在 AB 线后段上方的耳甲艇部，将耳甲 10 区后缘与 BD 线之间分成上、下 2 等份，上 1/2 为耳甲 11 区，下 1/2 为耳甲 12 区。由轮屏切迹至 B 点作连线，该线后方、BD 线下方的耳甲腔部为耳甲 13 区。以耳甲腔中央为圆点，圆心与 BC 线间距离的 1/2 为半径作圆，该圆形区域为耳甲 15 区。过耳甲 15 区最高点及最低点分别向外耳门后壁作两条切线，切线间为耳甲 16 区。15、16 区周围为耳甲14区。将外耳门的最低点与对耳屏耳甲缘中点相连，再将该线以下的耳甲腔分为上、下2等份，上1/2为耳甲17区，下1/2为耳甲18区。

（1）口（CO1）。

【部位】在耳轮脚下方前1/3处，即耳甲1区。

【主治】面瘫、口腔炎、胆囊炎、胆石症、戒断综合征、牙周炎、舌炎。

（2）食道（CO2）。

【部位】在耳轮脚下方中1/3处，即耳甲2区。

【主治】食管炎、食管痉挛。

（3）贲门（CO3）。

【部位】在耳轮脚下方后1/3处，即耳甲3区。

【主治】贲门痉挛、神经性呕吐。

（4）胃（CO4）。

【部位】在耳轮脚消失处，即耳甲4区。

【主治】胃痉挛、胃炎、胃溃疡、失眠、牙痛、消化不良、恶心呕吐、前额痛。

（5）十二指肠（CO5）。

【部位】在耳轮脚及部分耳轮与AB线之间的后1/3处，即耳甲5区。

【主治】十二指肠溃疡、胆囊炎、胆石症、幽门痉挛、腹胀、腹泻、腹痛。

（6）小肠（CO6）。

【部位】在耳轮脚及部分耳轮与AB线之间的中1/3处，即耳甲6区。

【主治】消化不良、腹痛、腹胀、心动过速。

（7）大肠（CO7）。

【部位】在耳轮脚及部分耳轮与AB线之间的前1/3处，即耳甲7区。

【主治】腹泻、便秘、咳嗽、牙痛、痤疮。

（8）阑尾（CO6. 7i）。

【部位】在小肠区与大肠区之间，即耳甲6、7区交界处。

【主治】单纯性阑尾炎、腹泻。

（9）艇角（CO8）。

【部位】在对耳轮下脚下方前部，即耳甲8区。

【主治】前列腺炎、尿道炎。

（10）膀胱（CO9）。

【部位】在对耳轮下脚下方中部，即耳甲9区。

【主治】膀胱炎、遗尿、尿潴留、腰痛、坐骨神经痛、后头痛。

（11）肾（CO10）。

【部位】在对耳轮下脚下方后部，即耳甲 10 区。

【主治】腰痛、耳鸣、神经衰弱、肾盂肾炎、遗尿、哮喘、月经不调、阳痿、遗精、早泄。

（12）输尿管（CO9. 10i）。

【部位】在肾区与膀胱区之间，即耳甲 9、10 区交界处。

【主治】输尿管结石绞痛。

（13）胰胆（CO11）。

【部位】在耳甲艇的后上部，即耳甲 11 区。

【主治】胆囊炎、胆石症、胆道蛔虫症、偏头痛、带状疱疹、中耳炎、耳鸣、急性胰腺炎。

（14）肝（CO12）。

【部位】在耳甲艇的后下部，即耳甲 12 区。

【主治】胁痛、眩晕、经前期紧张症、月经不调、更年期综合征、高血压、假性近视、单纯性肥胖。

（15）艇中（CO6. 10i）。

【部位】在小肠区与肾区之间，即耳甲 6、10 区交界处。

【主治】腹痛、腹胀、胆道蛔虫症。

（16）脾（CO13）。

【部位】在耳甲腔的后上部，即耳甲 13 区。

【主治】腹胀、腹泻、便秘、食欲不振、功能性子宫出血、白带过多、内耳眩晕症。

（17）肺（CO14）。

【部位】在心、气管区周围处，即耳甲 14 区。

【主治】咳嗽、胸闷、声音嘶哑、皮肤瘙痒症、荨麻疹、便秘、戒断综合征。

（18）心（CO15）。

【部位】在耳甲腔正中凹陷处，即耳甲 15 区。

【主治】心动过速、心律不齐、心绞痛、无脉症、神经衰弱、癔病、口舌生疮。

（19）气管（CO16）。

【部位】在心区与外耳门之间，即耳甲 16 区。

【主治】哮喘、支气管炎。

（20）三焦（CO17）。

【部位】在外耳门后下，肺与内分泌区之间，即耳甲 17 区。

【主治】便秘、腹胀、上肢外侧疼痛。

（21）内分泌（CO18）。

【部位】在屏间切迹内，耳甲腔的前下部，即耳甲18区。

【主治】痛经、月经不调、更年期综合征、痤疮、间日疟、甲状腺功能减退或亢进症。

8. 耳垂穴位

【取穴方法】为了便于取穴，将耳垂分成9个区。在耳垂上线至耳垂下缘最低点之间作两条等距离平行线，于上平行线上引两条垂直等分线，将耳垂分为9个区，上部由前到后依次为耳垂1区、2区、3区，中部由前到后依次为耳垂4区、5区、6区，下部由前到后依次为耳垂7区、8区、9区。

（1）牙（LO1）。

【部位】在耳垂正面前上部，即耳垂1区。

【主治】牙痛、牙周炎、低血压。

（2）舌（LO2）。

【部位】在耳垂正面中上部，即耳垂2区。

【主治】舌炎、口腔炎。

（3）颌（LO3）。

【部位】在耳垂正面后上部，即耳垂3区。

【主治】牙痛、颞颌关节功能紊乱症。

（4）垂前（LO4）。

【部位】在耳垂正面前中部，即耳垂4区。

【主治】神经衰弱、牙痛。

（5）眼（LO5）。

【部位】在耳垂正面中央部，即耳垂5区。

【主治】急性结膜炎、电光性眼炎、麦粒肿、假性近视。

（6）内耳（LO6）。

【部位】在耳垂正面后中部，即耳垂6区。

【主治】内耳性眩晕症、耳鸣、听力减退、中耳炎。

（7）面颊（LO5. 6i）。

【部位】在耳垂正面与内耳区之间，即耳垂5、6区交界处。

【主治】周围性面瘫、三叉神经痛、痤疮、扁平疣、面肌痉挛、腮腺炎。

（8）扁桃体（LO7. 8. 9）。

【部位】在耳垂正面下部，即耳垂7、8、9区。

【主治】扁桃体炎、咽炎。

9. 耳背穴位

【取穴方法】为了便于取穴，将耳背分成5个区。分别过对耳轮上、下脚分叉处耳背对应点和轮屏切迹耳背对应点作两条水平线，将耳背分为上、中、下3部，上部为耳背1区，下部为耳背5区，再将中部分为内、中、外3等份，内1/3为耳背2区，中1/3为耳背3区，外1/3为耳背4区。

（1）耳背心（P1）。

【部位】在耳背上部，即耳背1区。

【主治】心悸、失眠、多梦。

（2）耳背肺（P2）。

【部位】在耳背中内部，即耳背2区。

【主治】哮喘、皮肤瘙痒症。

（3）耳背脾（P3）。

【部位】在耳背中央部，即耳背3区。

【主治】胃痛、消化不良、食欲不振。

（4）耳背肝（P4）。

【部位】在耳背中外部，即耳背4区。

【主治】胆囊炎、胆石症、胁痛。

（5）耳背肾（P5）。

【部位】在耳背下部，即耳背5区。

【主治】头晕、头痛、神经衰弱。

（6）耳背沟（PS）。

【部位】在对耳轮沟和对耳轮上、下脚沟处。

【主治】高血压、皮肤瘙痒症。

10. 耳根穴位

（1）上耳根（R1）。

【部位】在耳根最上处。

【主治】鼻衄。

（2）耳迷根（R2）。

【部位】在耳轮脚后沟的耳根处。

【主治】胆囊炎、胆石症、胆道蛔虫症、鼻塞、心动过速、腹痛、腹泻。

（3）下耳根（R3）。

【部位】在耳根最下处。

【主治】低血压、下肢瘫痪、小儿麻痹后遗症。

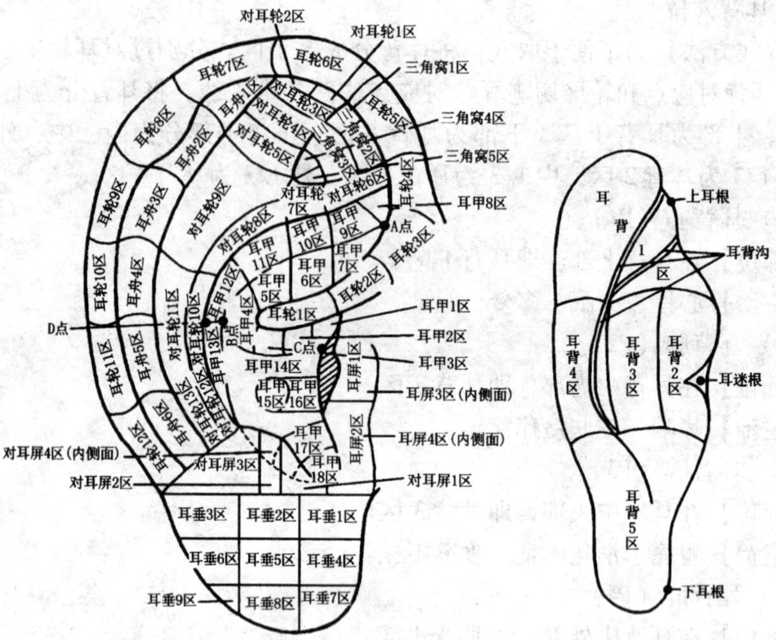

图 2－3

第三节　选穴原则

一、按相应部位选穴

当机体患病时，在耳郭的相应部位有一定的敏感点，这点便是本病的首选穴位，如胃痛取“胃”穴等。

二、按脏腑辨证选穴

根据脏腑学说的理论，按各脏腑的生理功能和病理反应进行辨证取穴，如脱发取“肾”穴，皮肤病取“肺”、“大肠”穴等。

三、按经络辨证选穴

根据十二经脉循行和其病候选取穴位，如坐骨神经痛取“膀胱”或“胰胆”穴，牙痛取“大肠”穴等。

四、按西医学理论选穴

耳穴中一些穴名是根据西医学理论命名的，如“交感”、“肾上腺”、“内分泌”等。这些穴位的功能基本上与西医学理论一致，故在选穴时应考虑其功能，如炎性疾病取“肾上腺”穴。

五、按临床经验选穴

临床实践发现有些耳穴具有治疗本部位以外疾病的作用，如“外生殖器”穴可以治疗腰腿痛。

上述耳针疗法处方选穴原则，既可单独使用，亦可配合互用。选穴时要掌握耳穴的共性和特性，用穴要少而精。

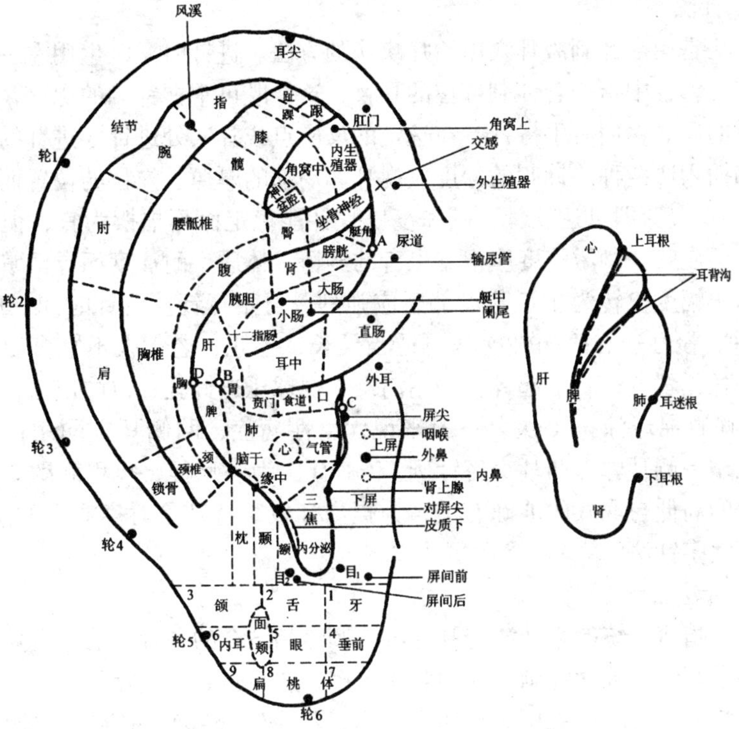

图 2－4

第四节　操作方法

一、操作程序

首先要定准耳穴。根据处方所列耳穴，在穴区内探寻阳性反应点，做好标记，作为施治的刺激点。其次要严格消毒。耳郭组织结构特殊，使用耳针法时，必须实施两次消毒法，即除了针具与医者手指要消毒外，耳穴皮肤应先用2%碘酊消毒，再用75%乙醇消毒并脱碘。再次要正确选用刺激方法。耳穴的刺激方法较多，应根据患者的身体状况、病情、穴位、时令等具体情况灵活选用。

二、临床常见的操作方法

1. 毫针法

毫针法是用毫针刺激耳穴以治疗疾病的方法。进针时，医生用左手拇、食两指固定耳郭，中指托着针刺部位的耳背，这样既可掌握针刺的深度，又可减轻针刺时的疼痛，用右手持针，在选定的反应点或耳穴处进针。进针的方法有捻入法和插入法两种。针刺的深度应视耳郭局部的厚薄、穴位的位置而定，一般刺人2～3分深即可达软骨，其深度以毫针能稳定而不摇摆为宜，但不可刺透耳郭背面皮肤。刺激强度应根据患者的病情、体质、耐痛度而灵活掌握。针刺手法以小幅度捻转为主。若局部感应强烈，可不行针。留针时间一般为20～30分钟，慢性病、疼痛性疾病可适当延长，小儿、老年人不宜多留。起针时，左手托住耳背，右手起针，并用消毒干棉球压迫针孔，以防出血，必要时再用2%碘酒棉球涂擦1次。一般来说，急性病症，两侧耳穴同用；慢性病症，每次用一侧耳郭，两耳交替针刺，7～10次为一疗程，疗程间歇2～3天。耳针疗效的高低与取穴的准确有关，为提高疗效，特别是对疼痛类的急性病，可采用一穴多针法。

2. 电针法

电针法指将传统的毫针法与脉冲电流刺激相结合的一种方法。利用不同波形的脉冲电刺激，强化针刺耳穴的刺激作用，从而达到增强疗效的目的。凡适合耳针治疗的疾病均可采用。具体方法为：将毫针分别刺入所选定的耳穴后，把性能良好的电针仪的电流输出调节旋钮拨至“0”位，然后将一对输出导线之正负极分别连接在两根毫针柄上，选择好所需的波形和频率，再打开电针仪的开关，慢慢调节电流输出旋钮，使电流强度逐渐增大至所需的刺激量。治疗完毕后先将旋钮拨回“0”位，再关闭电源开关，撤去导线，最后起针。一般每次通电时间以 10 ~ 20 分钟为宜，疗程与毫针法相同。

3. 埋针法

埋针法指将皮内针埋于耳穴内，作为一种微弱而持久的刺激，以达到治疗目的的方法。埋针法具有持续刺激、巩固疗效等作用，适用于一些疼痛性疾病、慢性病，或因故不能每天接受治疗的患者，也可用于巩固某些疾病治疗后的疗效。操作方法为：严格消毒局部皮肤，医者左手固定耳郭，绷紧耳针处的皮肤，右手用镊子夹住消过毒的皮内针柄，轻轻刺入所选耳穴内，一般刺入针体的2/3，再用胶布固定。若用环形揿钉状皮内针时，因针环不易拿取，可直接将针环贴在预先剪好的小块胶布上，再按揿在耳穴内。一般仅埋患侧单耳，每次埋针 3 ~5 穴，每日自行按压 3 ~5 次，留针 3 ~5 日。必要时也可埋两耳。若埋针处疼痛剧烈，可适当调整针尖方向和深浅度。埋针处不要淋湿浸泡，夏季埋针时间不宜过长。埋针后若耳郭局部跳痛不适，需及时检查埋针处有无感染；若有感染现象，需立即起针，如针眼处红肿或有脓点，应立即采取相应措施。

4. 压籽法

压籽法指选用质硬而光滑的小粒药物种子或药丸等贴压在耳穴上，以防治疾病的方法。压籽法又称压豆法、压丸法，是在耳毫针、埋针治病的基础上产生的一种简易方法。此法不仅能收到与毫针、埋针同样的疗效，而且安全、无创、无痛，且能起到持续刺激的作用，易被患者接受。此法适用于耳针治疗的各种病症，特别适宜于老人、儿童、惧痛的患者和需长期进行耳穴刺激的患者。压籽法所用材料可因地制宜，植物种子、药物种子、药丸等，凡是表面光滑，质硬无副作用，适合贴压穴位面积大小的物质均可选用，如王不留行籽、油菜籽、莱菔子、六神丸、喉症丸、绿豆、小米等。操作方法为：先将耳郭局部消毒，将材料黏附在 0.5 cm×0.5 cm 大小的胶布中央，然后贴敷于耳穴上，并给予适当按压，使耳郭有发热、胀痛感（即“得气”）。一般每次贴压一侧耳穴，两耳轮流，3 天 1 换，也可两耳同时贴压。在耳穴贴压期间，应嘱患者每日自行按压数次，每次每穴 1 ~2 分钟。使用此法时，应防止胶布潮湿或污染；耳郭局部有炎症、冻疮时不宜贴压；对胶布过敏者，可缩短贴压时间并加压肾上腺、风溪穴，或改用毫针法；按压时，切勿揉搓，以免搓破皮肤造成感染。临床应用中，也可根据病情需要选用一些药液将王不留行籽或其他压耳的种子浸泡，可起到压耳与药物共同治疗的作用，以提高疗效。

5. 温灸法

温灸法指用温热作用刺激耳郭以治疗疾病的方法。温灸法有温经散寒、疏通经络的功效，多用于虚证、寒证、痹证等，温灸的材料可用艾条、艾绒、灯芯草、线香等。艾条灸可温灸整个耳郭或较集中的部分耳穴。艾炷灸时，先用大蒜汁涂在选好的耳穴上，然后将麦粒大小的艾炷黏附其上，用线香点燃施灸，当皮肤感到灼热即换炷再灸，一般每次灸1～3穴，每穴灸3～9壮，此法适用于面瘫、腰腿痛、痄腮、缠腰火丹、痹证等。灯芯草灸，即将灯芯草的一端浸蘸香油后，用火柴点燃，对准耳穴迅速点灸，每次1～2穴，两耳交替，适用于痄腮、目赤肿痛、缠腰火丹等。若需对单个耳穴施灸时，可将卫生线香点燃后，对准选好的耳穴施灸，香火距皮肤约1 cm，以局部有温热感为度，每穴灸3～5分钟，适用于腰腿痛、落枕、肩凝症等。温灸耳穴，应注意不要烧燃头发或烫伤皮肤。

6. 刺血法

刺血法指用三棱针在耳郭皮肤上刺出血的治疗方法。刺血法有镇静开窍、泄热解毒、消肿止痛、去瘀生新等作用，用于实热、阳闭、瘀血、热毒等多种病症。操作方法为：先按摩耳郭使其充血，常规消毒后，手持针具用点刺法在耳穴处放血3～5滴，然后用消毒干棉球擦拭、按压止血。一般隔日1次，急性病可1天2次。孕妇、出血性疾病和凝血功能障碍者忌用，体质虚弱者慎用。

7. 水针法

水针法即药物穴位注射法，是用微量药物注入耳穴，通过注射针对耳穴的刺激及注入药物的药理作用达到治疗疾病目的的方法。根据病情选用相应的注射药液，所用针具为1 ml注射器和26号注射针头。将抽取的药液缓慢地注入耳穴的皮下，每次1～3穴，每穴注入0.1～0.3 ml药液，隔日1次，7～10次为一疗程。使用本法应注意严格消毒，做到无菌操作；凡能导致过敏反应的药物，如青霉素、普鲁卡因等，须先做皮肤过敏试验，阴性者方可使用；要了解所选药物的药理作用、禁忌证、有效期，不选用有较大副作用和刺激性的及超过有效期的药物。

8. 磁疗法

磁疗法即用磁场作用于耳穴以治疗疾病的方法。磁疗法具有镇痛、止痒、催眠、止喘和调整植物神经功能等作用，适用于各类痛症、哮喘、皮肤病、神经衰弱、高血压等。如用直接贴敷法，即把磁珠放置在胶布中央直接贴于耳穴上（类似压籽法），或用磁珠或磁片两极在耳郭前后相对贴，可使磁力线集中穿透穴位，更好地发挥作用。间接贴敷法则是用纱布或薄层脱脂棉把磁珠（片）包起来，再固定在耳穴上，这样可减少磁珠（片）直接接触皮肤而产生的某些副作用。磁疗时，采用的磁体不宜过多过大，磁场强度不宜过强。

5%～10%的患者在行磁疗时会出现头晕、恶心、乏力、局部灼热或刺痒等不良反应，若持续数分钟不消失，可将磁体取下，症状即可消失。

9. 光针法

光针法又称耳穴激光照射，是用对人体组织有刺激作用和热作用的激光照射耳穴以治疗疾病的方法，是古老的耳针和现代激光技术相结合的一种新疗法。此法无痛无创，简便易行；适应证广，特别适宜于治疗高血压、哮喘、心律不齐、痛经、过敏性鼻炎、复发性口疮等。目前临床常用的是氦—氖激光治疗仪，使用时，应调节电压至红色激光束稳定输出时，即可按顺序照射耳穴，每次照1～3穴，每穴照3～5分钟，10次为一疗程。切忌眼睛直视激光束，以免损伤，必要时可戴防护镜。

10. 按摩法

按摩法是在耳郭不同部位用手进行按摩、提捏、点掐以防治疾病的方法，常用的方法有自身耳郭按摩法和耳郭穴位按摩法。前者包括全耳按摩、手摩耳轮和提捏耳垂。全耳按摩，用两手掌心依次按摩耳郭腹背两侧至耳郭充血发热为止；手摩耳轮，两手握空拳，以拇、食两指沿着外耳轮上下来回按摩至耳轮充血发热为止；提捏耳垂，用两手由轻到重提捏耳垂3～5分钟。以上方法可用于多种疾病的辅助治疗和养生保健。耳郭穴位按摩法是医生用压力棒点压或揉按耳穴，也可将拇指对准耳穴，食指对准与耳穴相对应的耳背侧，拇、食两指同时掐按。此法可用于耳针疗法的各种适应证。

第五节　临床应用

耳针在临床治疗的疾病很广，不仅用于治疗许多功能性疾病，对一部分器质性疾病也有一定疗效。

一、主要适应证

1. 各种疼痛性疾病

对头痛、偏头痛、三叉神经痛，肋间神经痛、带状疱疹、坐骨神经痛等神经性疼痛；扭伤、挫伤、落枕等外伤性疼痛；五官、颅脑、胸腹、四肢等各种外科手术后所产生的伤口痛；麻醉后的头痛、腰痛等手术后遗痛，均有较好的止痛作用。

2. 各种炎症性病症

对急性结膜炎、中耳炎、牙周炎、咽喉炎、扁桃体炎、腮腺炎、气管炎、肠炎、盆腔炎、风湿性关节炎、面神经炎、末梢神经炎等，有一定的消炎止痛功效。

3. 一些功能紊乱性病症

对眩晕症、心律不齐、高血压、多汗症、肠功能紊乱、月经不调、遗尿、神经衰弱、癔症等，具有良性调整作用，促进病症的缓解和痊愈。

4. 过敏与变态反应性病症

对过敏性鼻炎、哮喘、过敏性结肠炎、荨麻疹等，有消炎、脱敏、改善免疫功能的作用。

5. 内分泌代谢性病症

对单纯性甲状腺肿、甲状腺功能亢进、绝经期综合征等，有改善症状、减少药量等辅助治疗作用。

6. 部分传染病症

对菌痢、疟疾、青年扁平疣等，可以恢复和提高机体的免疫防御功能，加速疾病的治愈。

7. 各种慢性病症

对腰腿痛、肩周炎、消化不良、肢体麻木等，有改善症状、减轻痛苦的作用。

耳针除用于上述病症外，还可用于针刺麻醉（耳针麻醉），也可用于妇产科方面，如催产、催乳等。也能用于预防感冒、晕车、晕船，以及预防和处理输血、输液反应，此外可用于戒烟、减肥，国外还用于戒毒等。

二、常见病症耳针疗法处方举例

感冒：肺、内鼻、肾上腺

中暑：心、枕、脑干

咳嗽：支气管、肺、神门

哮喘：对屏尖、肺、肾上腺、交感

中风：脑点、皮质下、肝、三焦

眩晕：肝、耳背沟、耳背心

头痛：颞、额、皮质下

腰痛：腰骶椎、肾、神门

痹证：耳区相应部位、肾上腺、神门

痿证：受累相应部位、肺、胃、肝、肾

失眠：皮质下、心、肾、肝、神门

心悸：交感、神门、心

呕吐：胃、贲门、食道、交感
胃痛：胃、神门、交感、脑干
腹痛：胃、交感、神门、脾、三焦
泄泻：大肠、脾、肝、交感
便秘：大肠、三焦、交感
脱肛：直肠、大肠、皮质下、脾
癃闭：膀胱、肾、尿道、三焦
水肿：肺、脾、肾、膀胱
遗精（阳痿、早泄）：内生殖器、肾、肝、内分泌
月经不调：内生殖器、内分泌、肾、肝、脾
更年期综合征：内分泌、内生殖器、皮质下、肝、肾
痛经：角窝中、肾、内分泌、交感
崩漏：内生殖器、内分泌、卵巢、肾
带下病：内生殖器、内分泌、三焦、肾
遗尿：肾、膀胱、缘中、交感
小儿脑瘫：枕、皮质下、心、肾、交感、神门
风疹：肺、肾上腺、枕、神门、胃
扭伤：扭伤相应部位、皮质下、神门、肾上腺
痤疮：耳尖、肺、大肠、内分泌、交感
目赤肿痛：眼、耳尖或耳背动脉
麦粒肿：眼、肝、脾、肾上腺、耳尖
近视：眼、肝、脾、肾、心
耳鸣、耳聋：心、内耳、肝、肾、皮质下
鼻渊：内鼻、额、肺、肾上腺
牙痛：神门、耳尖、牙
咽喉肿痛：咽喉、轮1~4、扁桃体、肾上腺
减肥：胃、内分泌、三焦、缘中
戒烟：肺、口、交感、神门
美容：内分泌、肝、肾、交感、脾、面颊
延缓衰老：皮质下、内分泌、肾、心、脑、耳迷根

第六节 常见不良反应及注意事项

（1）严格消毒，防止感染。耳郭暴露在外，结构特殊，血液循环较差，容易感染，且感染后易波及软骨，严重者可致软骨坏死、萎缩而致耳郭畸变，故应重视预防。一旦感染，应立即采取相应措施，如局部红肿疼痛较轻，可涂2.5%碘酒，每日2~3次；重者局部涂擦四黄膏或消炎抗菌类的软膏，并口服抗生素。如局部化脓，恶寒发热，白细胞增高，发生软骨膜炎，当选用相应抗生素注射，并用0.1%~0.2%的庆大霉素冲洗患处，也可配合内服清热解毒剂，外敷中草药及外用艾条灸之。

（2）耳郭上有湿疹、溃疡、冻疮破溃等，不宜用耳穴治疗。

（3）有习惯性流产的孕妇禁用耳针治疗；妇女怀孕期间也应慎用，尤其不宜用子宫、卵巢、内分泌、肾等穴。

（4）对年老体弱者、有严重器质性疾病者、高血压患者，治疗前应令其适当休息，治疗时手法要轻柔，刺激量不宜过大，以防意外。

（5）耳针法亦可能发生晕针，应注意预防并及时处理。

（6）肢体活动障碍及扭伤的患者，在耳针留针期间，应配合适量的肢体活动和功能锻炼，以有助于提高疗效。

【附】耳穴辅助诊断方法

人体有病时，往往会在耳郭上的一定部位出现各种阳性反应，如相关部位的耳穴电阻值下降、痛阈值降低、皮肤色泽和形态改变等。耳郭上耳穴部位的阳性反应，既是辅助诊断的依据，也是治疗疾病的刺激点，因而探查阳性反应点是正确使用耳穴诊治的重要操作内容。耳穴探查方法很多，常用的有：望诊法（用肉眼或放大镜在自然光线下，直接观察耳郭皮肤有无变色变形等征象，但应排除色素痣、冻疮及随生理变化而出现的假阳性反应）、压痛法（用弹簧探棒等在与疾病相应的部位由周围向中心，以均匀的压力仔细探查。当患者出现皱眉、眨眼、呼痛、躲闪等反应，且与周围有明显差异者，可作为诊治时参考）、电测法（用耳穴电子探测仪器，测定皮肤电阻、电位、电容等变化，如电阻值降低，导电量增加，形成良导点者，可供参考）等。临床应用时，应互相参照，有机结合，才能全面了解阳性反应点的位置与变化，摒除假阳性，为耳针诊治提供依据。

第三章　浮针疗法

第一节　概　述

一、概念

浮针疗法是一种新型的物理治疗方法，它主要以浮针针具（以下简称浮针）为治疗工具，以局部病症为基准，在病痛周围（而不是在病痛局部）进针，针尖对准病灶，针体沿浅筋膜（皮下疏松结缔组织）层行进。相对于传统针刺方法，浮针疗法的留针时间长，主要用于治疗局部的病症。

二、发展简史

浮针疗法适应证的探索过程大致分为4个阶段。

第一阶段：主要治疗四肢的软组织伤痛。

其病种有：网球肘、高尔夫球肘、桡骨茎突狭窄性腱鞘炎、屈指肌腱腱鞘炎（弹响指）、轧砾性腱鞘炎（桡侧伸腕肌腱周围炎）、肩峰下滑囊炎、髌下滑囊炎、慢性膝关节炎、跟腱炎、干性坐骨神经痛等。

第二阶段：治疗躯干部非内脏病变引起的疼痛。

主要的病种有：急性腰扭伤、慢性腰椎退行性病变、颈椎病（主要是神经根型颈椎病）、肌纤维组织炎、副癌综合征、强直性脊柱炎、带状疱疹后遗症等。

第三阶段：治疗内脏痛。

治疗内脏疾病引起的牵扯痛。

第四阶段：治疗头面部疼痛和非疼痛性疾病。

对于头面部的颞颌关节炎、鼻窦炎、三叉神经痛等引起的疼痛，浮针疗法有迅捷的疗效，但是对于头痛（主要指非丛集性头痛），因为没有明确位置，至今我们还没有把它作为适应证之一，当然，若是颈源性头痛，浮针疗法也可起效。

综上所述，浮针疗法的适应证是不断拓展的，目前的适应证仅是一部分。

随着浮针疗法的不断推广和深入实践，我们一定会和读者们一道发现更多的适应证，从而推动浮针疗法临床运用的扩展和深化。

三、特色

浮针疗法与传统针灸学相比，有着自己的特点。这些特点主要包括操作特点和疗效特点。

1. 操作特点

浮针疗法与目前针灸临床常用的疗法比较，在操作方法上有其自身的特点：

（1）按部位选点。

浮针疗法最大的特点是源于传统而不拘泥于传统，它不依赖传统针灸理论，如经络理论、腧穴理论、补泻理论的指导，而是根据病变部位所在位置和病变部位的大小来决定进针点的选取，与传统针灸有着很大的不同。

（2）在病灶周围进针。

浮针疗法并非作用在局部，而是作用在病灶周围，针尖并不达到病所，有时甚至相隔较远，如梨状肌综合征可选膝关节上方进针或踝关节上方进针。这是浮针疗法与“以痛为腧”理论及阿是穴疗法的不同之处，也是浮针疗法机制研究的难点和重点所在。

（3）皮下浅刺。

传统针灸疗法大多要深达肌肉层，如图 3－1 所示，在肩中俞穴针刺后的断面解剖，可见针尖深达肌层。而浮针疗法所涉及的组织主要是皮下组织（主要是皮下疏松结缔组织），图 3－2 所示为浮针疗法在肩中俞穴附近操作所涉及的组织。其实，传统针刺方法在肌肉层穿刺能否达到治疗作用是有疑问的，有人通过实验主张针刺只需在浅层即可，这使浮针疗法的针刺方法得到了针灸实验方面的支持。而皮内针、皮肤针仅仅作用在皮肤（表皮和真皮），没有深入到浅筋膜。

（4）不要求得气。

传统针灸学认为，得气是临床取效的一个标志，所以在临床上大多数针灸医生追求“得气”，而浮针疗法要求避免患者有酸、胀、重、麻、沉等得气感，医生持针的手有松软无阻力的感觉，两者大相径庭。

（5）留针时间长。

传统针刺方法只是留置 15～20 分钟，很少超过 60 分钟。而浮针疗法要求较长时间留针。因为采用浮针针具，在一般情况下，进针时和留针过程中病人没有不适感觉，甚至不会感觉到针的存在。

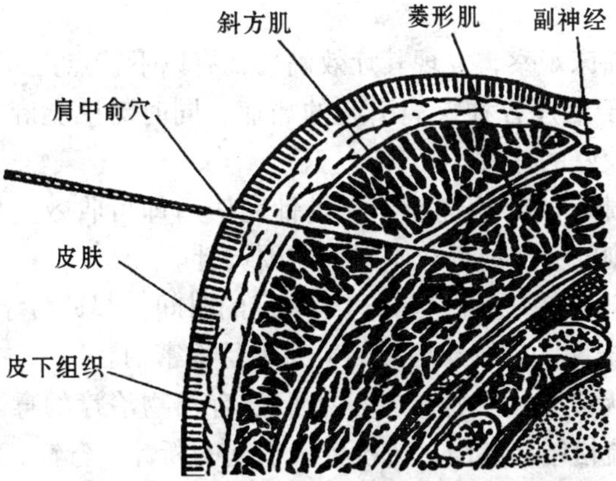

图 3－1　传统针刺法在肩中俞穴针刺后的断面解剖

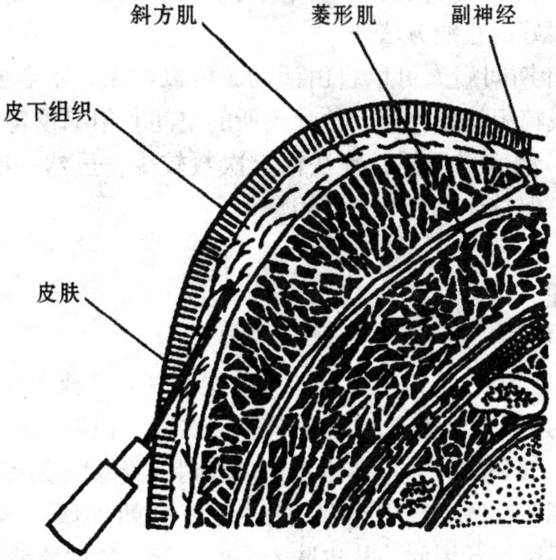

图 3－2　浮针疗法在肩中俞穴附近操作的断面解剖

（6）针尖必须直对病灶。

临床上，我们发现进针部位不能距离病灶太远，进针部位和病灶一般应在同样两个关节之间，尽量不要越过关节，否则，效果较差。

进针时，针尖必须对准病灶，不能偏歪。因此，在操作时，必须聚精会神、心无旁骛。这与传统针灸学强调“治神”有相似之处。

2. 疗效特点

经过多年的临床观察，发现其疗效确切，有以下特点：

（1）主要用于治疗各种疾病引起的痛症。同时对感觉麻木、胀满等感觉异常的病症也有较好的疗效。

（2）起效快捷。治疗疼痛时，在进针完毕后即可收效。如果罔效，多数情况下是由于针刺的方法或部位不对，需要调针。

（3）留针时能保持疗效。留针达到一定的时间，起针后疗效也能维持。

（4）经初步统计，疗效与病程的关系不是很密切。

（5）安全，无副作用。浮针疗法不但没有药物治疗的毒副作用，而且因为针体仅在皮下疏松结缔组织，传统针灸引起的断针、弯针、滞针现象不复存在，晕针现象也比传统针刺疗法更少发生。

（6）对软组织伤痛等疾病有较好的远期疗效。但并非对所有痛症远期疗效都好，如对恶性肿瘤引起的疼痛（副癌综合征），远期疗效不是很理想，然而也不失为一种很好的止痛方法。

（7）因为留针期间病人可以自由活动，可以回家，不需要像传统针灸疗法那样在治疗床或椅上留针，所以治疗场所的空间利用率较高。

（8）费用低。因为采用浮针疗法治疗次数较少，虽然一次的治疗费用比传统针灸疗法高，但总体上可节省费用。

四、作用原理

1. 中医对皮肤的认识

浮针疗法是在皮下针刺，与皮肤的关系很密切。“肺合皮毛”，说明皮毛与肺脏有着紧密的联系。皮肤的功能与肺脏的功能一损俱损，一荣俱荣。肺气通过宣发功能把卫气和津液输布到体表，以起到滋养温煦皮毛和调理汗孔的开合、调节体温、调节呼吸、防卫外邪的作用。“肺朝百脉”，全身的经脉系统与肺脏的功能关系密切。因此，从皮肤入手的治疗，往往能够促使经脉气血运行，从而保证脏腑功能的健全。

皮肤是人体内外的分水岭，从人体表面到无限的空间，人体依附皮肤对外界产生应激力、适应力、利用力，从而调节了人体的内外平衡。从皮肤表面至生命的中心，同样产生了反应力、调节力、修复力，从而达到调节内脏平衡的目的，使大环境、小环境协调统一。

“正气存内，邪不可干，邪之所凑，其气必虚”，百病都是从皮肤进入的，解铃还得系铃人，同理，体内的病邪也可以从皮肤驱除。

2. 皮部理论

十二皮部是十二经脉功能活动反映于体表的部位，也是络脉之气散布之所在。《素问·皮部论》：“凡十二经脉者，皮之部也。”又说：“皮者，脉之部也。邪客于皮，则腠理开，开则邪入客于络脉，络脉满则注于经脉，经脉满则舍于脏腑也。”既然皮—络—经—腑—脏为病变的传变层次，那么在刺激皮肤上的某点（浮针疗法的进针点）后，虽然患者无酸麻胀沉等得气感，医生也无指下沉紧感，但针在皮下 2 ~ 3 cm，加之留针时间长，这就足以振奋皮部之经气，从而推动体内气血运行，使阴阳协调，达到治疗的目的。浮针疗法在皮下进针，不深入肌层，进针点在病痛周围，力专效宏，理固当然。

《素问·汤液醪醴论》：“夫病之始生也，极精极微，必先入结于皮肤。”所以皮肤是人体的门户，也是疾病发生发展的重要路径。浮针疗法作用于皮下，在这点上是符合中医传统理论的。这也体现了我国古代医家们卓越的思维和对针灸理论作出的巨大贡献。

3. 近治原理

近治原理是根据每一腧穴都能治疗所在部位的局部和邻近部位的病症这一普遍规律提出的。多用于治疗体表部位明显和较局限的症状。如鼻病取迎香，口歪取颊车、地仓，胃痛取中脘、梁门等皆属于近部取穴，符合近治原理，这在传统针灸临床运用广泛。历代医家积累了丰富的经验。如《灵枢·厥病》载：“头痛……有所击堕，恶血在于内；若肉伤，痛未已，可则刺，不可远取也”，“耳鸣，取耳前动脉。”《百症赋》说：“悬颅、颔厌之中，偏头痛止。”这都是近治原理的运用。浮针疗法正符合这个原理。

4. 以痛为输理论

《灵枢·经筋》所载十二经筋的各种痹证，如仲春痹、孟春痹、仲秋痹等。其治疗原则全部是“治在燔针劫刺，以知为数，以痛为输”。由此可知，对于软组织的感觉异常，尤其是痛症，《内经》选穴以“以痛为输”为基本治疗法则。虽然浮针进针点的选择并非像“以痛为输”、阿是穴那样选在病痛局部，而是在痛点周围，但与两者还是有相似的地方：都以病痛的部位为根据选择进针点。

5. 《内经》刺法

《素问·刺要论》：“病有浮沉，故曰病有在毫皮腠理者，有在皮肤者，有在肌肉者，有在脉者，有在筋者，有在骨者，有在髓者。”因此，“刺有浅深，各有其理，无失其道，过久则内伤，不及则生外壅，壅则邪从之，浅深不得，反为大贼，内动五脏，后生大病，刺皮者无伤肉。刺皮者无伤肉者，病在皮中，针入皮下，无伤肉也”。《素问·刺齐论》进一步指出：“刺皮者无伤肉者，病在皮中，针入皮下，无伤肉也。”

浮针最大特点是皮下进针、近部选进针点和留针时间长。这三者在《灵枢·官针》的刺法中占有很大的比重并有较为详细的论述。其中毛刺、直针刺、浮刺、半刺等刺法是浮针疗法皮下进针的来源和依据，分刺、恢刺、齐刺、扬刺、短刺、旁针刺、豹文刺、关刺、合谷刺等刺法是浮针疗法近部进针的依据，而报刺为浮针疗法留针提供了依据。由此可见，浮针疗法的操作特点与《内经》中所阐述的刺法关系密切。

第二节　操作方法

传统针灸学说告诉我们，针刺手法与疗效有着密切的关系，同样，浮针手法的操作也是重要环节，操作准确与否直接关系到疗效。浮针疗法操作时更要小心谨慎，因为其作用部位仅仅限于皮下疏松结缔组织。针刺过浅造成病人刺痛，针刺过深疗效受到影响。操作手法准确与否直接关系到疗效，因此本节的内容是浮针疗法理论和临床之间的桥梁。

一、浮针针具的结构和规格

浮针是浮针疗法治病的主要工具，1999 年 5 月 12 日获专利，专利号：ZL 97246125.6，发证单位：中华人民共和国国家知识产权局。虽然浮针疗法的工具是从毫针发展而来，但在浮针疗法临床上，用浮针作为工具比用毫针作为工具有更多的适应证，有更好的即刻疗效，也有更好的远期疗效。因此，我们主要介绍浮针的构造和规格。

1. 浮针的结构

浮针是复式结构（见图 3－3），分为三部分。

图 3－3　浮针全图

（1）针芯（见图 3－4）：由不锈钢制成。该部分使浮针具有足够的刚性以快速进入人体。外面包有软套管。针尖呈斜坡形。

（2）软套管及针座（见图 3－5）：它是浮针的主要结构，起关键作用。

针芯包裹其中，该部分使浮针同时具有足够的柔软度以利长时间留针。针座是浮针的附属结构，借此可以固定留置于体内的软套管。

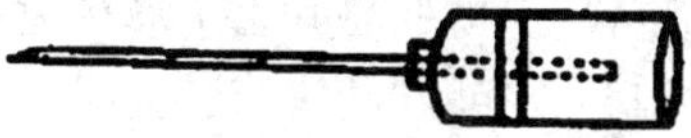

图3-4　针芯

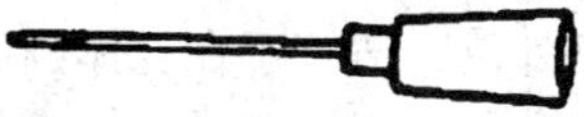

图3-5　软套管及针座

（3）保护套管（见图3-6）：保护针芯和软套管不与他物碰撞产生磨损，同时也有利于保持无菌状态。

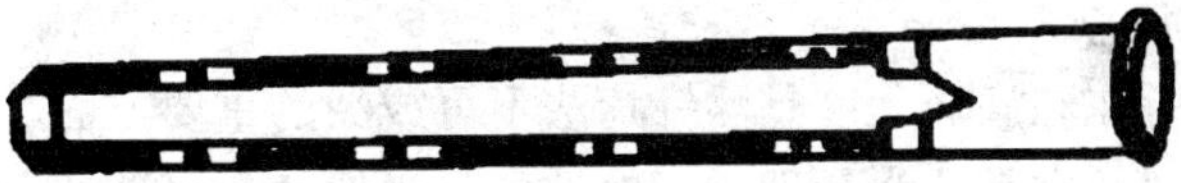

图3-6　保护套管

2. 浮针的规格

表3-1　浮针长短规格表

型号	长度
短号	24 mm
中号	32 mm
长号	40 mm

表3-2　浮针粗细规格表

型号	直径
粗号	0.9 mm
中号	0.6 mm
细号	0.3 mm

因留置体内的时间较长，故所有浮针都是一次性使用。必须注意：①存放时置于干燥、无热源的地方；②不得反复使用，以防感染；③针具包装破损后勿使用。

二、针刺前的准备

1. 选择针具

在选择针具时，应根据病人的性别、年龄、体型、体质，以及病变部位的深浅、病变的性质、治疗的具体位置，选择长短、粗细适宜的针具。正如《灵枢·官针》篇中说："九针之宜，各有所为，长短大小，各有所施也。"

2. 选择体位

治疗时必须根据治疗所选进针点的具体部位，选择适当的体位，使病人放松，同时便于施术操作。临床上常用的体位，主要有以下几种：

（1）仰卧位：适宜于取头、面、胸、腹部进针点和上下肢部分进针点。

（2）侧卧位：适宜于在身体侧面和上下肢部分部位治疗。

（3）伏卧位：适宜于在头、项、脊背、腰臀部和下肢背侧及上肢的一部分进针。

（4）仰靠坐位：适宜于颜面和颈前的进针。

（5）俯伏坐位：适宜于项、背部的进针。

（6）侧伏坐位：适宜于面颊及耳前后部位的操作。

对初诊、精神紧张或年老、体弱、病重的患者，应尽量采取卧位。

3. 明确病痛点

明确病痛所在和病痛程度是浮针疗法不可或缺的重要方面。这个工作往往为初学者所忽视，常常认为是理所当然的事。当然，在多数情况下，痛点容易确定，但有两种情况应当重视，一是在病痛范围大时，二是在病痛范围小，尤其是在关节周围或关节里面时。对于范围大的病痛，医者必须找出最痛点，病人表达不清时选中央。病痛范围在关节周围或关节里面时，要让患者多次改变关节姿势，以使痛点部位明确。在查找痛点的过程中，用力要由轻而重，搜寻范围由大而小，循序渐进。

4. 确定进针点

进针点的选择关系到进针顺利与否，关系到疗效的好坏。在选择进针点的过程中，要明确以下几点：

（1）多数情况下在距痛点 6～10 cm 处（见图 3－7）。

（2）多选择在病痛部位上、下、左、右处，这样便于操作和留针，但若病痛在肋间，斜取肋间，效果更佳。

（3）避开皮肤上的瘢痕、结节、破损等处。

（4）尽量避开浅表血管，以免针刺时出血。

（5）进针点与病痛处之间最好不要有关节，否则，效果相对较差。

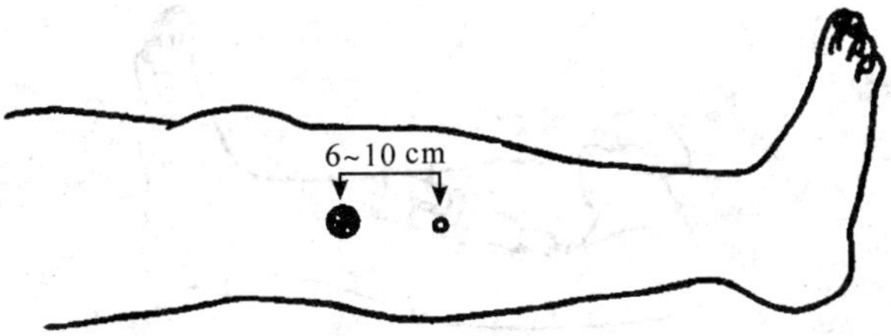

图 3－7　进针点与痛点（阳性反应点）的关系

5. 消毒

针刺前必须做好消毒工作，其中包括进针部位的消毒和医者手指的消毒。

（1）进针部位消毒：在需要针刺的部位，用 75% 医用酒精消毒棉球擦拭即可。在擦拭时应由进针点的中心向四周擦拭。或先用 2.5% 碘酒棉球擦拭，然后再用 75% 酒精棉球脱碘，进针点消毒后，切忌接触污物，以免重新污染。

（2）医者手指消毒：施术前，医者应先将双手洗刷干净，干后再用 75% 酒精棉球擦拭。

三、针刺方法

本节介绍进针和运针，进针的方向，留针和出针。

1. 进针和运针

操作分两步进行，第一步进针，第二步运针。

在进针操作时，一般应双手协同，紧密配合。临床上一般用右手持针操作，主要以拇、食、中三指挟持针柄，状如斜持毛笔，用左手拇、食两指挟持辅助针身（见图 3－8），类似毫针刺法中的挟持进针法。进针时针体与皮肤呈 15°～25°刺入（见图 3－9），用力要适中，透皮速度要快，不要刺入太深，略达肌层即可，然后松开左手，右手轻轻提拉，使针身离开肌层，退于皮下，再放倒针身，做好运针准备。

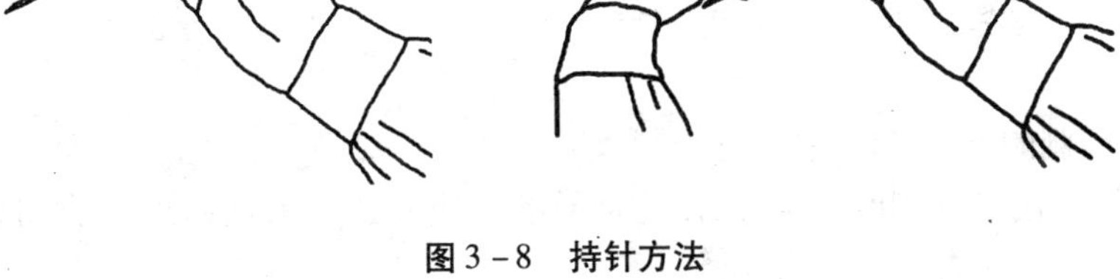

图 3－8　持针方法

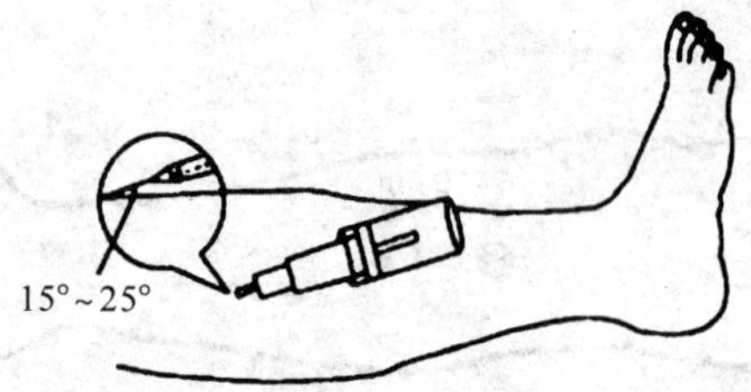

图 3-9 进针时针身的倾斜度

运针，是指针入皮下后到针刺完毕之间的一段操作过程。运针时，单用右手，沿皮下向前推进。推进时稍稍提起，使针尖勿深入。运针时可见皮肤呈线状隆起。在整个运针过程中，右手感觉松软易进，病人没有酸胀麻等感觉，否则就是针刺太深或太浅。

运针深度一般在 25~35 mm。对范围大、病程长的病痛，运针深度可长，反之，则短。

到达一定的深度后，对小范围的病痛来说，固定即可。对范围较大的病痛，可做扫散动作：以进针点为支点，手握针座，使针尖做扇形运动（见图 3-10）。

进针完毕，抽出针芯（见图 3-11），弃之安全处，务必放于人不易触摸的地方，防止刺伤。然后用胶布贴附于针座，以固定留于皮下的软套管。在进针点，用一个小干棉球盖住针孔，再用胶布贴敷，以防感染。

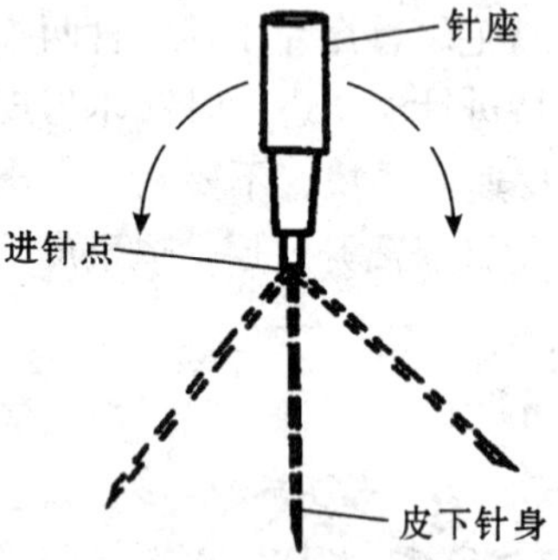

图 3-10 针座左右摇摆，针体做扇形运动

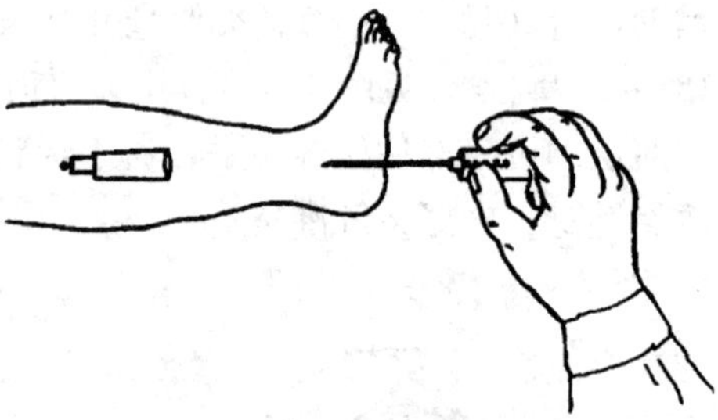

图 3-11 抽出针芯

2. 针刺的方向

浮针疗法对针刺的方向要求较为严格。针尖必须由远而近地直对病痛部

位，若有偏差，效果不佳。如果由近而远地反方向对着病灶，效果更不理想。

3. 留针和出针

将针刺入皮下运针后，使针留置于皮下称为留针。它是针刺治疗过程中的重要环节。留针的目的是为了保持镇痛效应。因为，临床上常常发现运针完毕疼痛即减或消失，也就是说，浮针疗法有较好的即刻疗效，但若随即起针，病痛会复发。留针可维持即刻疗效。

在留针时多用胶布贴敷，把软套管的针座固定于皮肤表面即可（见图 3 - 12），为安全起见，进针点处可用消毒干棉球覆盖一薄层后用胶布贴敷。

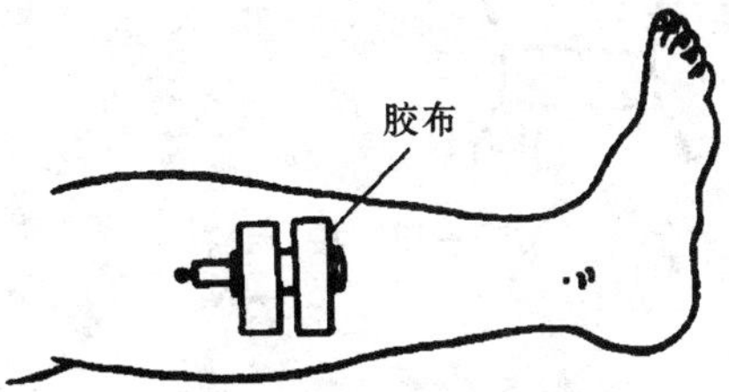

图 3 - 12　胶布固定

关于留针时间的临床实践，虽然到目前为止还没有详细完整的统计资料，但据初步观察，我们认为可长达 24 小时，甚至 48 小时、72 小时，这得到了动物实验的支持。实验表明，留针 24 小时后针刺效果较好，而留针 48 小时后针刺效果更为明显，但统计学表明，两者没有显著性差异。因此考虑到临床实际情况，我们主张留针时间以 24 小时为宜。

当然，留针时间的长短还要根据天气情况、病人的反应和病情的性质决定。若气候炎热，易出汗，或病人因为胶布过敏等因素造成针孔口或局部皮肤瘙痒，则留针时间不宜过长。若气候凉爽，不易出汗，病人没有不适感，则留针时间可长一些。至于病情的性质与留针时间长短的关系，一般而言，病情复杂缠绵难愈的病症，如癌性疼痛，留针时间要长；而病情轻浅，病程较短的病症，留针时间可短一些。

治疗时需叮嘱患者：留针期间勿打湿针刺局部，防止感染；可适当活动，但局部活动范围不要过大，以免胶布松散，影响软套管的固定；局部有异常感觉时，不要紧张，大多为胶布过敏所致，医生可用其他类型的物件固定，如邦迪止血贴等。

在留针达到既定的时间后出针。出针时一般先以左手拇、食两指按住针孔周围皮肤，右手拇、食两指拿捏浮针针座，不要捻转提插，慢慢将针尖移至皮下，然后将针起出，用消毒干棉球揉按针孔，防止出血（见图3－13）。出针后病人休息片刻即可离开。

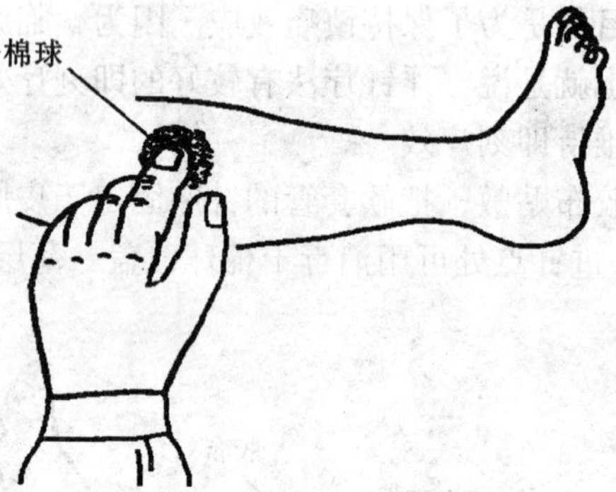

图3－13 按压针孔

第三节 临床应用

一、肩痛

1. 针刺方法

对于肩部诸病种引起的疼痛，进针点多应选取在上臂肩峰下，针刺方向向上，也可取冈上窝，针刺方向对准痛点。

2. 疗效

对于肩关节病痛，浮针疗法疗效大多较好。当疗效不显著时，可从另外方向进针。

3. 体会

对于病程缠绵的肩关节周围炎，浮针疗法疗效一般，虽然也可制止局部疼痛，但因为软组织粘连较甚，疼痛层出不穷。但相对于传统针刺方法而言，浮针疗法还是有着较大的优势。

在确定没有骨折等病时，可配合推拿手法治疗。对于肩袖断裂、冈上肌肌腱断裂等病症，早期勿用推拿手法。要注意排除内脏病引起的牵涉痛。

二、肘痛

1. 针刺方法

对于肘部诸病种引起的疼痛，进针点多选取痛点上下之平坦处，针刺方向向上或向下。

2. 疗效

对于肘部病痛，浮针疗法疗效大多较好。当疗效不显著时，可从另外方向进针或并排多针。

3. 体会

对肘部扭挫伤，浮针疗法效果较好。如出现青紫瘀斑，避开局部进针。

对肱骨外上髁炎、肱骨内上髁炎、尺骨鹰嘴滑囊炎等疾病，有时不能获得一次痛减之效，可增次数，只要方法得当，5 次之内可收良效。

对于肘关节肱桡部错缝等疾病，正常时压痛不明显，可旋后找压痛点，然后保持旋后位，进行浮针疗法。待胶布固定浮针后，再活动患肢，可获显效。在确定没有骨折等病时，可适当配合推拿手法治疗。

三、手（腕）痛

1. 针刺方法

对于腕部诸病所引起的疼痛，进针点多选取腕关节横纹以上，针刺方向直对痛点向下。对手指间疼痛，进针点可选取在相关两掌骨之间。

2. 疗效

对于腕部病痛，浮针疗法疗效大多较好。当疗效不显著时，可并排多针。

3. 体会

对腕部、掌指、指间扭挫伤、下尺桡关节损伤，浮针疗法效果较好。如出现青紫瘀斑，应避开局部进针。

对腕管综合征等疾病，多数情况下需要 3 次以上的治疗才可获显效。

腱鞘囊肿，可先用浮针疗法止痛，再用三棱针刺破包块。

类风湿关节炎，用浮针疗法可获痛减之效，但治疗时必须配合其他中西医疗法。

在确定没有骨折等病时，可适当配合推拿手法治疗。

四、髋痛

1. 针刺方法

对于髋部诸病所引起的疼痛，进针点多选取在大腿前、后、内、外侧，针刺方向直对痛点向上。因为臀部脂肪肥厚，多数情况下，特别是疼痛在臀部中央者，不要在臀部进针，可在小腿后外侧或（和）大腿后外侧选用大号针治疗。

2. 疗效

对于髋部病痛，浮针疗法的疗效多数情况下较好。当疗效不显著时，可并排多针。

弹响髋因为没有明确痛点，浮针疗法效果不佳。

3. 体会

对髋部扭挫伤、股四头肌捩伤、股内收肌扭伤、股二头肌扭伤等病症，浮针疗法大都可收立竿见影之效果，但因为损伤的部位大，每次需要多针方能显效。对梨状肌综合征的治疗，进针点可选择在小腿、大腿后侧。

在确定没有骨折等病时，可适当配合推拿手法治疗。

五、膝痛

1. 针刺方法

对于膝部多种疾病引起的疼痛，病痛在腘横纹以上者，进针点多选取在大腿，针刺方向向下直对痛点；病痛在腘横纹以下者，进针点多选取在小腿部，针刺方向向上。髌下脂肪垫损伤的压痛部位在髌骨深层髌韧带的两侧，因为知觉干涉的阻拦效应，若进针点选取在小腿前缘，针刺的效应常常不能越过有一定坡度的髌韧带，因此可用小号针在髌韧带部位进针，可显效。

2. 疗效

对于膝部病痛，浮针疗法的疗效多数情况下较好，有时可收针入病除之神效。但对于侧副韧带、交叉韧带等疾病，因为韧带组织的修复能力较差，效果一般，也就是说，当时病痛可部分减轻，但很少会全部消失，需要多次针刺。

对于半月板损伤引起的疼痛，浮针疗法可止之，但不能彻底缓解，需综合治疗。

伸膝装置外伤性粘连，浮针疗法效果欠佳。

膝部囊肿的治疗可参看腱鞘囊肿的治疗。

3. 体会

膝部疼痛是临床常见的病症，浮针疗法是较为理想的治疗方法，值得推广。

对于前膝部的病痛，治疗时膝关节下方垫高，使屈伸角约成150°。在确定没有骨折等病时，可适当配合推拿手法治疗。

浮针疗法对风湿性关节炎的治疗效果较好，但常呈游走状态，需作持久治疗。

六、足痛

1. 针刺方法

对于踝关节以下部位发生的疼痛，进针点多选取在小腿前、后、内、外侧，针刺方向向下直对痛点。

对足背部远端的病痛，进针点可选取在足背部近心端，针尖朝下，这时，因为局部神经末梢丰富，血管丰富，进针时要避开血管，动作快速。

踝关节扭伤或腓骨长短肌腱滑脱等疾病，有时病痛表现在外踝前下方。这时，因为知觉干涉的阻拦效应，进针点不能选取在小腿外侧，针尖不能向下，而要在足背内侧进针，针尖向上。

2. 疗效

对踝关节扭伤，若及时治疗，效果较好，有时可收立竿见影之佳效。

对跟后痛、跟下痛等疾病，浮针疗法疗效快捷确切。

对跖管综合征、踇囊炎等疾病，浮针疗法效果欠佳。

3. 体会

对于踝关节以下的病痛，常规方法较难冀获良效，浮针疗法是可供选择的较好方法。

浮针疗法不适合于扁平足的治疗。

病痛局部红肿热痛范围大时，进针点可以取在离病痛处较远的地方，进针后针尖不能到达红肿热痛局部。

在确定没有骨折等病时，可适当配合推拿手法治疗。

七、头痛

1. 针刺方法

浮针疗法对于弥漫性的头痛，疗效欠佳，可舍该法而用他法。对于局限性的头痛，进针点不要远离病痛点，在病痛点的上下左右皆可，针刺方向直向痛点。

2. 疗效

对于丛集性的神经头痛或副鼻窦炎引起的前额疼痛，浮针疗法效果较好。但对于其他的血管性头痛、神经性头痛、偏头痛，疗效一般。

3. 体会

头痛是临床上最常见的症状之一，提到疼痛，头痛是不可回避的。但是，头痛往往呈弥漫性，由于知觉干涉的特征，故而对多数头痛来说，浮针疗法都不是最佳选择。

头痛是最复杂的病症之一，在没有明确诊断，或者没有排除可能危及生命的疾病之前，不要轻易治疗。

八、颈项痛

1. 针刺方法

对于颈项部的病痛，浮针疗法的进针点在病痛点下方，针刺方向向上直对痛点。操作时嘱患者头向前倾，以使项部皮肤平整，利于进针。对于病程长的病例，可选用大号针。

2. 疗效

对于外感颈项痛、化脓性炎症疼痛、骨折脱位等病症，浮针疗法疗效不佳，慎用。

对于项韧带劳损与钙化、颈椎病、颈椎小关节错缝等疾病，浮针疗法有较好的疗效。多数情况下，不但有很好的近期疗效，也有较好的远期疗效。

3. 体会

对于颈部或项部发生的疼痛，推拿手法也可获得良效，但常常需要多次治疗，远期疗效欠佳。而浮针疗法的疗效不输推拿手法，甚至更胜一筹。对于适合的病种，有效率可达90%以上。

九、胸背痛

1. 针刺方法

在胸背部，浮针疗法的进针点大多选取在距离病痛处不远的横向或纵向位置，针刺方向对准病痛处。若治疗肋软骨炎或肋间神经痛等疾病，进针点选取在肋间隙、病痛点的斜上方或斜下方。针体沿肋间隙对准病痛点行进。进针点和病痛点之间不能隔有脊柱。否则，无效。

2. 疗效

对于以伤气为主的胸部屏挫伤，因没有固定的痛点，效果不明显。而对于以伤血为主的胸部屏挫伤，疗效确切。

对胸廓出口综合征疗效一般，对改善症状有一定好处，然终不能根本解决。

对胸椎小关节错缝、肋软骨炎等病症疗效快捷，远期疗效尚可。

3. 体会

胸廓出口综合征的治疗可同时在病灶处和上肢远端取进针点。

项背肌筋膜炎的治疗，在治疗局部疼痛的时候，对伴随的颈项疼痛也需同时处理。

胸部陈伤，因没有固定压痛点，效果不明显。

在确定没有骨折等病时，可适当配合推拿手法治疗。

对于肋骨骨折，浮针疗法也可缓解疼痛。但注意，不能配合推拿手法。

十、腰腿痛

1. 针刺方法

为使腰部弯曲时不因为留针而产生局部牵拉刺痛，在针刺腰部病痛时，首先采用横刺。若效果不明显，可从纵向加刺。

对于有下肢放射痛的病例，如腰椎间盘突出症，当先从腰部行浮针疗法，若腰部疼痛消失而放射痛仍然存在时，再从四肢远端向近端进针。

在腰部针刺时，可在腹部垫枕头等物件，抬高腰部，使进针局部皮肤平坦，以利于操作。

临床有一些疼痛，只有在做弯腰等运动时才能表现出来。若伏卧，压痛不明显，可以让患者站立弯腰，使疼痛位置、程度明确，保持该体位行浮针疗法，效果较好。

2. 疗效

对于急性腰肌筋膜扭伤、急性腰部韧带损伤、急性腰椎后关节滑膜嵌顿等疾病引起的疼痛，浮针疗法可收痛除颜开之效。

腰肌筋膜劳损，浮针疗法效果比较确切。

棘上韧带劳损、第3腰椎横突综合征、腰椎骨质增生、老年性骨松变等病症行浮针疗法2~4次，可得佳效。

腰椎间盘突出症、梨状肌综合征、腰椎管狭窄症，结合局部多针、远端进针，效果较好。

腰椎骨折退位、椎骨转移瘤、强直性脊柱炎等病症在明确诊断、采取综合治疗的基础上，行浮针疗法，能缓解病情。

3. 体会

对腰腿疼痛，浮针疗法是较为可靠的一种治疗方法。常有躺着进来，走着出去之效果。

明确病痛点是疗效取得与否的重要环节之一。

在确定没有骨折、肿瘤、结核等疾病时，可适当配合推拿手法治疗。

十一、尾骶痛

1. 针刺方法

对于骶髂部位发生的疼痛，进针点多选取在痛点近部周围上下左右，针刺方向直对痛点。

对尾骨部的病痛，进针点可选取骶中嵴上，针尖向下。

2. 疗效

骶髂关节扭伤、尾骨挫伤，若及时治疗，效果较好，有时可收立竿见影之佳效。

对骶髂关节错缝、耻骨联合错缝，疗效亦可。

对骶肌筋膜炎、尾骨痛疗效较好，但常需2~3次治疗。

3. 体会

对于尾骶部的病痛，运用常规方法，如推拿按摩、局部封闭等较难冀获良效，浮针疗法是可供选择的较好方法。

尾骶部的病痛，远端进针效果不佳。

尾骶部皮下组织薄，进针时不能用力太大，以免刺中骨膜，引起疼痛。

十二、胃痛

1. 针刺方法

对于胃脘部位发生的疼痛，进针点多选取在痛点下方，针刺方向直对痛点。如果无效，也可横刺。

2. 疗效

慢性浅表性胃炎、胃十二指肠溃疡、胃黏膜脱垂症等引起的疼痛，浮针疗法常有针入痛减之效。

慢性萎缩性胃炎，多数情况下效果不佳。

3. 体会

对于胃脘部的病痛，浮针疗法是可供选择的较好方法。留针时应嘱患者少弯腰，以免腰带顶撞针座，从而引起针尖移动，导致疼痛，影响疗效。

急性胃炎，当采用综合疗法处理，不可单纯止痛，延误病情。

胃脘部病情复杂，我们所列常见疾病的目的，希望读者举一反三，不可拘泥于这几种疾病。

十三、腹痛

1. 针刺方法

对于下腹部各种疾病引起的疼痛，进针点多选取在痛点上方，针刺方向向下直对痛点。多数情况下不要横刺。也可以在下肢内侧选择进针点，针刺方向向上。该法可单独使用，也可与上法配合使用。

2. 疗效

对于肠道易激综合征、慢性非特异性结肠炎引起的疼痛，浮针疗法常有针入痛减之效，但多数情况下不能有疼痛完全消失的效果。

3. 体会

腹部疼痛，病因极为复杂，在这里，我们仅仅举肠道易激综合征、慢性非特异性结肠炎两种疾病为代表，以说明浮针疗法在下腹部的治疗方法和效果。其他内科疾病，如痢疾、霍乱、虫症等，妇科疾病，如痛经、附件炎等，外科疾病，如慢性阑尾炎等所致的腹痛，浮针疗法的处理方案可同本节所言。但是，对于腹部的疼痛，不能一味止痛，一定要在明确诊断的情况下，采取中西医疗法，确保诊治无误，才不致延误病情。

十四、胁痛

1. 针刺方法

对于胁肋部和上腹部各种疾病引起的疼痛，腹部进针点多选取在痛点下方的腹部上，针刺方向向上直对痛点。胁肋部的进针点可在肋间隙横向取点，针刺方向斜向痛点。

2. 疗效

对胆石症的疗效较为可靠，常可使绞痛立止。对急性胆囊炎和原发性肝癌引起的疼痛，浮针疗法也有一定的效果。

3. 体会

对急性胆囊炎的治疗，要注意采用消炎杀菌等办法，浮针疗法可作为一种辅助镇痛的措施，起积极作用。

在对原发性肝癌的治疗中，浮针疗法只能作为一种配合治疗措施。但是，到了晚期，多数患者为疼痛所折磨，这时，镇痛显得尤为重要。浮针疗法对于局限性的疼痛可达到杜冷丁甚或吗啡之功效。相对于浮针疗法治疗软组织伤痛来说，其远期疗效较差，对于癌症疼痛，浮针疗法的镇痛效应一般只能维持在5 日之内。但是，其没有副作用、价格便宜等优点使之在癌性疼痛领域可一显身手。

其他癌症疼痛的治疗可参照上述方法。

第四节　注意事项和异常情况的处理及预防

一、注意事项

浮针疗法较为安全，但由于人的生理状态和生活环境条件不同等因素，在运用浮针疗法等治疗时，还应注意以下几个方面，才能达到事半功倍、安全有效的目的。

（1）患者在过于饥饿、疲劳、精神紧张时，不宜立即针刺。

（2）妇女怀孕3个月时，不宜在小腹部针刺。若怀孕3个月以上者，腹部、腰骶部也不宜针刺。妇女行经时，若非为了治疗痛经，亦不应针刺。

（3）小儿囟门未闭，头顶部勿针刺。

（4）常有自发性出血或损伤后出血不止者，不宜针刺。

（5）皮肤有感染、溃疡、瘢痕或肿瘤的部位，不宜针刺。

（6）浮针疗法留针时间长，相对传统针刺疗法而言，较易感染。浮针器具只能一次性使用，同时要注意消毒。特别是对容易感染的患者，如糖尿病患者，当加倍小心，慎防感染。

（7）留针期间，应注意针口密封和针体固定，嘱患者避免剧烈活动和洗澡，以免汗液和水进入机体引起感染。

（8）针刺的部位一般应选在对日常生活影响较小的部位。关节活动度较大，一般不宜选用，可在关节附近进针。另外也不要选太靠近腰带的部位，因为腰带的活动常影响针体的固定。

（9）根据情况，进针点可以选择在离病灶较远的地方，但浮针进针点和病痛部位之间不能有关节。否则，疗效较差。

（10）治疗消化道疾病时，由于腹部皮肤松弛，留针时刺入的针具活动范围较大，方向容易偏差，影响治疗效果，故除了加强固定外，还要嘱患者少活动。同时注意观察，一旦发现针体歪斜，应及时予以调整。

（11）当肢体浮肿时，效果不佳，改用他法治疗。例如，系统性红斑狼疮、类风湿关节炎的治疗，大量的激素导致水肿，在这种情况下，浮针疗法镇痛效果差。其实，肢体浮肿时传统刺法效果也不好。

（12）在浮针疗法的临床上，操作过程中，也要讲究“治神”，持针时如握虎一般，精神意志高度集中，不可左顾右盼分散精力，甚至要达到“毋闻人声”之入定状态。因为浮针疗法仅仅作用在皮下，方向要求准确无误，深浅掌握得要好，所以更要强调“治神”。

二、异常情况的处理及预防

因为针体仅入皮下，没有较长时间的酸胀麻等感觉，只是在透皮时有很短时间的刺痛，所以浮针疗法比传统针刺疗法更为安全，一般不会出现滞针、弯针、断针等异常情况。但如果操作不慎，疏忽大意，或针刺手法不当，或对人体解剖部位缺乏全面的了解，也会出现一些不利于治疗的情况。常见的情况有皮下瘀血及晕针。

1. 皮下瘀血

微量的皮下出血而局部小块青紫时，一般不必处理，可自行消退，只要告知患者消除顾虑情绪及恐惧心理即可，不必立即起针。若局部肿胀疼痛较剧，青紫面积大而影响到功能活动时，可先起针，作冷敷止血，24 小时后，再作热敷或在局部轻轻揉按，以促使局部瘀血消散吸收。有人认为，针刺引起的皮下瘀血，不一定要待24 小时后才热敷，在 1 小时后即可热敷或按摩，这种提法可供参考。

2. 晕针

晕针是指在针刺过程中患者发生晕厥现象。晕针时，患者出现精神疲倦、头晕目眩，面色苍白，恶心欲吐，多汗、心慌、四肢发冷，血压下降，或神志不清，仆倒在地，唇甲青紫，二便失禁。对于晕针应着重预防。如初次接受浮针疗法的治疗或精神紧张、身体虚弱者，应做好解释工作，消除对针刺的顾虑，同时选择适合的体位，手法要轻。若患者饥饿、疲劳时，应令其进食、休息、饮水后再予针刺。医生在针刺治疗过程中，要精神专一，随时注意观察患者的神色，询问患者的感觉，一旦有不适等晕针先兆，可及早采取处理措施，防患于未然。

晕针的处理方法：立即停止针刺，将针全部起出。使患者平卧，注意保暖，轻者仰卧片刻，给饮温开水或糖水后，即可恢复正常。重者在上述处理的基础上，可刺人中、素髎、内关、足三里，灸百会、关元、气海等穴，即可恢复。若仍不省人事，呼吸细微，血压下降，可考虑配合其他治疗或采取急救措施。

第四章　靳三针疗法

第一节　概　述

一、概念

靳三针疗法是全国名老中医、广州中医药大学首席教授靳瑞创立的一套特色针灸治疗方法，海内外誉为“靳三针”，是靳老在几十年针灸临床实践和科学研究的基础上，汲取历代针灸名家的临床经验精华，总结现代国内外临床针灸研究成果，经过与其几十位博士、硕士研究生进行反复、系统的临床和实验研究，总结、创立的一种科学、实用而有效的针灸疗法。其主要学术思想即倡导“三穴为主，辨证配穴”的针灸处方原则，其三针处方不仅适应证广，取穴精要，疗效卓著，而且具有较高的理、法、方、穴的学术价值。每组“三针”均有其特定的治疗范畴，如“鼻三针”专治鼻炎、“眼三针”专治眼底病、“耳三针”专治内耳病、“肩三针”专治肩关节病、“智三针”专治智力低下等。不同的“三针”组合又能治疗各种疾病，如以“弱智四项”（四神针、智三针、脑三针、颞三针）为主，专门治疗儿童精神发育迟滞、自闭症、多动症、脑瘫，以“颞三针”为主，配合“四神针”、“手三针”、“足三针”等专治中风后遗症等。同时，靳老重视经络补泻，规定了“行针三要素”，具体施行“补泻三法”等，形成其独特的针灸理论及临床诊治风格。

二、组方原理

1. 其用为三，其化无穷

靳老受医易“太极生两仪，两仪生四象，四象生八卦”，演变成八八六十四卦，以观瞻计算宇宙之理的启发，认为卦象皆出于“其体为爻，其用为三，其化无穷”。盖三为少阳生气，主化生之机，天有三宝，日、月、星，人有三宝，精、气、神，即使人体经络也以手足三阴三阳而分，古代有天、地、人三才，涌泉同璇玑、百会的配穴针法，足以证明，三之为数，尊而且贵，以其蕴涵世间诸多事理。若以之为纲，制其为用，变化相成，即知其要，以免流散无穷矣。故他根据几十年临床经验，再博采众方，从历代针灸医籍处方中汲取精华，并借助现代腧穴研究成果，组成了目前常用的三针疗法处方。

2. 依据腧穴的近治作用

“靳三针”许多组方是三穴邻近，共用组成的，例如颞三针、脑三针、舌三针、四神针、膝三针等。靳老认为，这种形式的配穴充分加强了腧穴的近治作用，因为腧穴的近治作用是一切腧穴主治作用所具有的共性。眼三针、耳三针穴处是该器官的官窍部位，局部针感强，易于得气。靳老将“以痛为输”衍化为“以病为输”，重在局部取穴。

3. 依据经络的表里循行

靳三针组穴中，一些组方是远近相合、上下相迎组成的，例如腰三针，本组穴专为治疗腰部疾病而设，足少阴肾经与足太阳膀胱相互表里，腰为肾之外府，足太阳经“抵腰中，人循膂，络肾，属膀胱，其支者从腰中扶脊贯臀”，足少阴经“贯脊属肾，络膀胱，其直者，从肾上贯肝膈，入肺中”，因此，取肾俞、大肠俞为“以外应内”，属局部取穴，取委中乃根据“腰背委中求”的经络循行，属远治作用。

4. 腧穴主治异同

十四经穴的主治既各有其特殊性，又有其共同性。靳老根据这一原理，创立了不少行之有效、适应证广泛的三穴处方。如足三针，取足阳明胃经的合穴足三里、足太阴脾经的三阴交、足厥阴肝经的原穴太冲组成。胃经主治前头病、口齿咽喉病、胃肠病，合穴足三里以调整胃肠消化系统功能为特效，所谓“肚腹三里留”，是为主穴。而脾经经穴既可治疗脾胃病，又可治疗前阴病、妇科病，这与肝经既可治疗肝病，又可治疗前阴病、妇科病是有同有异的。三阴交为足太阴、少阴、厥阴经交会穴，肝经太冲独取一穴即可治疗肝病，故加强了治疗本经与他经疾病的治疗效果。手三针为曲池、外关、合谷三穴，合谷不仅能治疗手腕部病症，还能治疗颈部和头面部病症，是为主穴，所谓“面口合谷收”，由于头部和头面部病症多因火热上扰，以热证、实证为主，而曲池、外关二穴，一为手阳明大肠经合穴，一为手少阳三焦经穴，有清利头目、行气止痛等功效，故二穴作为配用，既可针对病位，又可针对病性，用之统泻手三阳经之火。

5. 融合各种取穴方法的优点

利用不同的取穴方法对同一病症或同一部位产生相同的治疗效应，而相同的治疗效应又源于一定水平（层次）上的相同调节机制。且利用不同的腧穴所激发的经气不相同，不同的经气所抵达病位的方式、时间及所产生的效应的客观差异，筛选出最佳穴位及穴位组，以适应不同的病情。“靳三针”正是在这种思想指导下，融合了各种取穴方法的优点，逐步确立而成的。

三、组方特点

1. 三针为主，辨证配穴

靳老在年轻时，就悉心钻研过包括《针灸大成》、《针灸资生经》在内的许多针灸医案和处方。他认为针灸治病并无绝招，主要特色在于精于辨证，抓住疾病本质，重视经络，选穴简要。受这些学术思想的启发，靳老在自组的三针处方中，原则上以三针为主，再结合辨证配穴，临床上往往能收到满意的疗效。

辨证配穴的重要性在于：有是证用是穴，可完善和补充各类三针处方，加强治疗效果。三针加以配穴则主次分明，诚如中药处方中的君、臣、佐、使，穴与病相宜，或补三穴，泻配穴；或泻三穴，补配穴；也正如可利用五输穴金、水、木、火、土，阴经与阳经五行属性之不同，有大五行（异经五输穴）补母泻子法和小五行（本经五输穴）补母泻子法一样，三针为主，辨证配穴蕴涵很高的使用价值和科学性，是针灸处方中难得的模式。

当然，个别三针本身也必须辨证应用，如痿三针，此又另当别论。

2. 力专效宏，取穴简捷

“靳三针”组方均以三个穴名（六个穴）或二个穴名三个穴为一组，它突破了传统的单、双配对的形式，也避免了常规多针取穴，布针如猥集的沿袭，根据针灸处方一穴为主、二穴为次的特点，取三穴达到力专效宏的特点。由于该类处方易学易记，书写方便，操作规范，施之临床，效果不凡，被不少国内外留学生、进修生默习掌握，并深受欢迎。

3. 分类主治，配穴有度

“靳三针”穴组中，部分为靳老根据丰富的临床经验经自己命名自己定位的新穴位，部分为各经经穴、特定穴（五输穴、下合穴、原穴、背俞穴、交会穴）、经验穴、阿是穴等。一方三穴之中概有该穴所在的二经或三经主治作用特点，针对某一疾病的本质，以此为主穴再辨证配穴，成为法度严谨、灵活变化的取穴法。

各类三针或在头部、面部，或在躯干，或在手足四肢。如四神针配涌泉，为上下相配；取偏瘫对侧颞三针配偏瘫侧肢体的手、足三针，为左右相配；背三针配天突、鸠尾、膻中，为前后腹背相配；手三针中合谷与曲池相配为本经配穴；足三针中足三里与三阴交相配为异经（表里）配穴，等等。

三针分类主治较广，对神经系统、消化系统、运动系统，以及儿科、妇科、骨科等主要的疾病均可选用三针穴为主穴。例如，颞三针主治中风偏瘫，舌三针主治语言障碍，智三针主治智力低下，鼻三针主治过敏性鼻炎，足三针主治下肢运动功能障碍与神经病变、妇科病、前阴病、消化系统疾病等。只要掌握分类主治，配穴有法度，就能有的放矢，进退有方。

4. 共性定式，相互为用

共性定式，是指三针处方既根据疾病的共性，又根据腧穴的共性而组成，这种不变的穴位为定式，缺一不可。相互为用，是指多组三针穴位可以相互为用。

以四神针与手智三针为例，既可用于治疗小儿多动症，又可用于治疗儿童弱智，这是由于在病理的某一阶段两者有共同的病机基础，二组穴也均有镇静益智的共性，故可相互为用。现代医学认为小儿多动症是一种边缘性神经精神异常，亦称为轻微大脑功能障碍综合征，往往因长期的多动继发智力低下。而儿童智力低下是多种原因引起的大脑发育障碍性疾病，以智能低下为主要特征，可伴有多动症。靳老在寻找这些疾病的因果关系中，找到了两种疾病的病理共性，即两者的主要病因病机均为脏腑功能失常，阴阳失调的烦躁多动，惕动不宁，知觉力障碍，注意力涣散的阳证、实证、热证，在后期两者又往往兼见脏气虚弱、元神不主的愚昧或发育迟缓，面色恍白，神疲乏力，手足笨拙，动而不灵的阴证、寒证、虚证。两者的病位均以在脑、心、肾、肝、脾为主。两者的阴阳症候又可互相转化，虚实兼见。因此，靳老对肾精不足、髓海空虚的智力障碍兼多动的患儿，以四神针为主，适当配合手智三针或人中。因为四神针的所在部位为脑，补之有升举人身元阳之气的作用，泻之有镇静安神的功效。若心火亢盛、痰热上扰的多动难静兼神呆烦躁、失眠多汗者，则以手智三针为主，适当配合四神针或足智三针，因为手智三针以手厥阴心包经、手少阴心经穴为主，泻之则清心火，镇多动，补之则益心气，开心窍。

第二节　常用“靳三针”处方及临床应用

一、颞三针

1. 定位（见图 4－1）

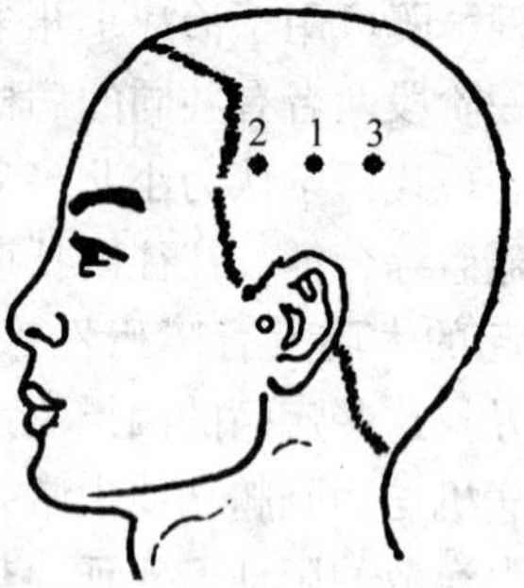

图 4－1

位于偏瘫对侧颞部，耳尖直上 2 寸处为第一针，然后以第一针为中点，同一水平前后各旁开 1 寸处分别为第二针、第三针。

2. 主治

中风后遗症偏瘫，智力低下儿童运动功能障碍，帕金森综合征，小儿多动综合征，扭体痉挛综合征。

3. 针具、进针方向及深度

取 30 号 1.5 寸（儿童用 1 寸）不锈钢毫针于偏瘫对侧颞部耳尖直上 2 寸处，针尖与头部呈 30°朝下刺入，针刺深度占针身 3/4，针至局部有麻胀感或放射至整个头部为度，用同样方法针第二针、第三针（一般不灸）。

4. 针刺手法

多采用提插捻转手法（提插补泻即针下得气后，先浅后深，重插轻提，提插幅度小、频率慢，操作时间短者为补法；先深后浅，轻插重提，提插幅度大、频率快，操作时间长者为泻法。捻转补泻即针下得气后，捻转角度小，用力轻，频率慢，操作时间短，拇指向前、食指向后为补法；反之，捻转角度大，用力重，频率快，操作时间长，拇指向后、食指向前者为泻法）。根据“虚则补之，实则泻之”的原则，虚证用补法，实证用泻法，虚实不明显者用平补平泻手法。中风偏瘫患者进针后每间隔 5 分钟行针 1 次，半小时后起针，可在针刺过程中令患者配合活动患侧肢体。

5. 配穴

（1）中风后遗症偏瘫：肩不能举配肩三针；上肢瘫可配曲池、外关、合谷、中渚；下肢瘫配足三里、三阴交、悬钟；脚不能屈伸加膝三针、风市、伏兔；髋不能动加环跳、髀关、委中；指趾不能动加八邪、八风；语言不利加舌三针（廉泉穴为第一针，以此针为中点向左右各旁开 1 寸，分别为第二针和第三针）、风府、哑门；步履艰难加太冲；血压偏高配开四关、悬钟；痰多加丰隆；口眼歪斜配地仓透颊车、牵正。

（2）智力低下儿童运动功能障碍：上肢加手三针；下肢加足三针。小儿麻痹后遗症所致：上肢加臂臑、手三里，下肢加风市、委中；迟立迟行加昆仑、阳陵泉、绝骨；足内翻加飞扬；足外翻加照海。

（3）帕金森综合征：常在配头针舞蹈震颤控制区的基础上，加以辨证取穴。肝肾阴虚加太溪、太冲、肝俞、肾俞；阳亢风动加风池、行间、内关、丰隆；气血虚亏加曲池、合谷、足三里、三阴交；“面具脸”加百会、太冲、足三里；“搓丸样动作”加八邪、中冲；全身强直针头部穴位以后，用梅花针叩华佗夹脊穴。

（4）小儿多动症：加内关（双）、神门（双）、劳宫（双）、涌泉（双）。

（5）扭体痉挛综合征：上肢痉挛加极泉、少海、曲池；下肢痉挛加环跳、风市、阳陵泉、太冲。

二、眼三针

1. 定位（见图 4－2）

眼 1：眶内缘、目内眦上 0.2 寸处。

眼 2：目下 7 分，瞳孔直下，当眼球与眶下缘之间。

眼 3：目外眦旁 0.1 寸，上 0.1 寸处，当眶内缘与眼球之间。

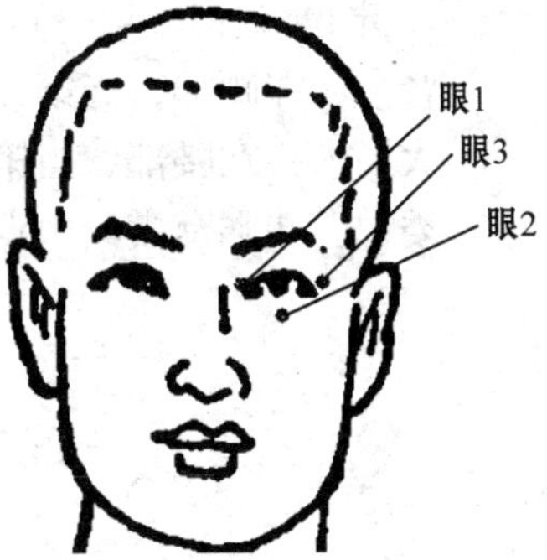

图 4－2

2. 主治

视神经萎缩，视网膜炎，色盲，近视，远视，斜视，弱视，视黄斑变性，早期青光眼，白内障等。

3. 针具、进针方向及深度

取 30 号 1.5～2 寸不锈钢毫针，采用轻捻缓进法进针，将针尖先置于眼部皮肤上，再用腕力和指力将针捻进皮肤，眼 1 直刺 1.5 寸；眼 2 在进针后直刺

5 分，然后使针尖朝眶内刺入 1 寸，共刺入 1.5 寸深；眼 3 在进针后针尖向内，使针身与两眼连线的夹角为 60°，进针 0.5 寸后，使针身与双眼连线的夹角为 45°~50°，再刺入 1 寸许，共入针 1.5 寸。

4. 针刺手法

上穴在针刺中务使患者眼球内有得气感，得气大多以胀、酸、麻为主，偶有轻微疼痛。寻得针感后应留针 30 分钟，其间每隔 10 分钟轻捻或插针 1 次，忌大幅度提插捻转，以防出血或伤及眼球。出针时用棉球轻压针孔。

5. 配穴

视神经萎缩在取眼三针的同时，应进行辨证配穴。眼涩不明、头晕耳鸣、腰膝疲软、舌淡脉细者，多为肝肾阴亏，应配光明、太溪；同时用维生素 B_{12} 250 mg 加维丁胶性钙在肝俞、肾俞（双侧）交替穴位注射，每日 1 次。

失明心烦、眩晕口苦、怔忡健忘、舌红脉虚弱者，多为心阴虚，应配内关、神门。

视无光感、明暗不分、人物不辨、脉细无力、体质虚弱、气血两虚者，配养老、三阴交、足三里。

暴盲恼怒、面赤易热、目胀头痛、口渴烦躁者，为肝阳偏盛，应配大冲、光明、风池。

视物昏渺、蒙昧不清，兼眼眶青黑、白睛赤丝、口渴不欲饮、舌见瘀点瘀斑、脉涩或有外伤史者，多为气滞血瘀，宜配膈俞、行间、血海。

其他眼科疾病，均可参照上述配穴，酌情选用。

三、腰三针

1. 定位（见图 4 –3）

肾俞：在腰部，当第二腰椎棘突下，左右各旁开 1.5 寸。

大肠俞：在腰部，当第四腰椎棘突下，左右各旁开 1.5 寸。

委中：在腘窝横纹中点，当股二头肌肌腱与半腱肌肌腱的中间。

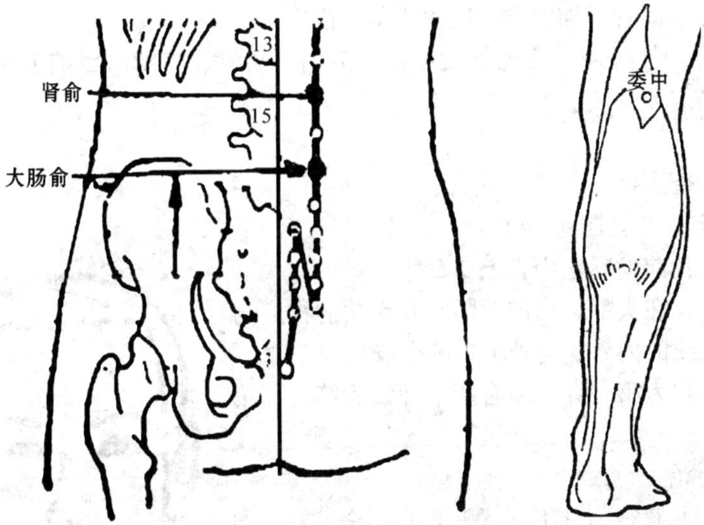

图 4－3

2. 主治

急慢性腰痛（包括急性腰扭伤、腰肌劳损、肾结石、肾绞痛所致的腰部放射痛、腰椎间盘突出、腰椎关节功能紊乱等）、性功能障碍、遗精、阳痿、月经不调。

3. 针具、进针方向及深度

以 30 号 2 寸不锈钢毫针，取肾俞穴、大肠俞穴时，病人俯卧，针尖向脊柱方向斜刺 0.8～1 寸，或直刺 1～1.5 寸；委中穴宜采用相对较浅的刺法，使之易于得气，务必使针感向腰部或下肢传导。

4. 针刺方法

常采用《内经》疾徐补泻和捻转补泻手法（同前，见颞三针）。若急性腰扭伤等痛甚者，针后连接 G6805 电针治疗仪，选用疏密波或连续波，以病人能耐受为度，每次加电 20 分钟。

艾灸法：以艾条悬灸，时间为 15 分钟或涂以万花油以艾绒麦灶灸 5～7 壮。

5. 配穴

（1）寒湿腰痛：症见腰部重着沉滞、休戚绵绵、阴雨天加重者，加灸命门、腰阳关；或以温针灸，或兼以神灯照射 20～30 分钟。

（2）肾虚腰痛：症见腰痠膝软、遇劳即发或加重者，加志室、太溪。

（3）瘀血腰痛：症见痛处固定、入夜加甚、外伤跌仆、舌暗紫或有瘀点瘀斑、脉细涩者，加膈俞、次髎或刺血拔罐。

（4）闪挫腰痛：症见骤发疼痛、活动、咳嗽、喷嚏时掣痛尤甚者，加人中与腰痛点或后溪。

四、智三针

1. 定位（见图4-4）

神庭：前发际正中直上0.5寸。

本神：在头部，当前发际上0.5寸的神庭与头维穴连线的内2/3与外1/3的交点处。

神庭穴为第一针，左右两本神穴为第二、第三针。

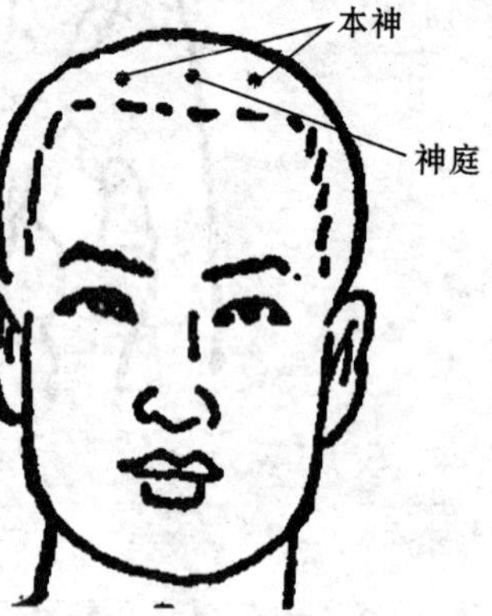

图4-4

2. 主治

（1）儿童智力低下（大脑发育不全）。

（2）小儿多动综合征（MBD）。

（3）老年期痴呆（AD-老年性痴呆；VD-血管性痴呆）。

3. 针具、进针方向及深度

小儿用1.5寸30号不锈钢毫针，成人用2~2.5寸30号不锈钢毫针。病人端坐，进针方向有两种：一为向头顶百会方向平刺；二为沿前额皮肤向下平刺。儿童多采用后者，青壮年及老人多采用前者。进针深度，儿童为1寸，成年人为1.5~2寸。

4. 针刺手法

弱智儿童以快速进针法或“飞针”法进针，也可以快速捻进法，进针后捻转补泻；成年人以缓慢捻进法为主，进针后以捻转结合小幅度提插，务使针感向额部前后左右放散。得气后均留针30分钟，间隔10分钟行针1次，视阴阳的偏胜偏衰而补泻。

5. 常用配穴

（1）智力低下为主配四神针。以此组穴为主，对症或辨证选穴如下：

运动功能障碍：配颞三针；

颈软无力：配颈三针；

步履不稳：配脑三针；

计算能力差：配人中、足三里、三阴交；

喜静少动属阴者：配神门、人中；

多动难静属阳者：配手智三针；

语言障碍：配舌三针或风府透哑门；

迟行迟立：配悬钟、阳陵泉；

下肢无力：配风市、委中、昆仑；

上肢无力：配曲池、外关、合谷；

久病体弱：选五脏背俞穴；

兼癫痫者：配申脉、照海或长强、筋缩；

腰软无力或坐不稳：配腰三针；

高弓足或脚尖着地：配足智三针。

（2）老年期痴呆伴高血压：配开四关（如属中风后遗症参照“颞三针”治法）。

（3）少儿多动综合征：手智三针与足智三针交替使用。

五、颈三针

1. 定位（见图4－5）

百劳：大椎穴旁开1寸，再直上2寸处。

大杼：第一胸椎棘突下旁开1.5寸。

天柱：哑门穴旁1.3寸，当项后发际内斜方肌之外侧取穴。

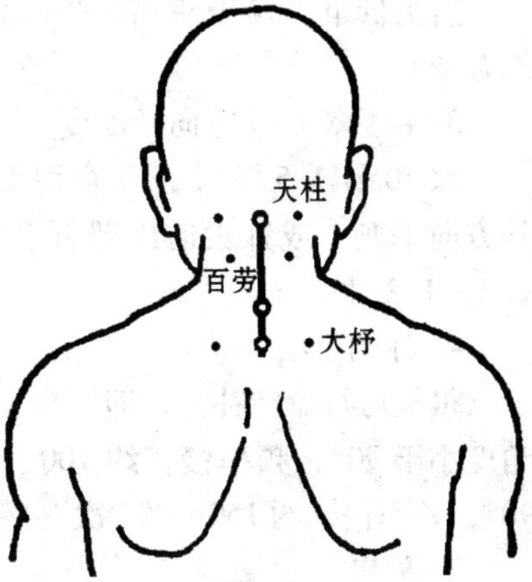

图4－5

2. 主治

颈椎病，眩晕。

3. 针具、进针方向及深度

取1.5寸30号不锈钢毫针。采用正指直刺，无针左右的直刺法，或向颈椎方向斜刺。进针深度依病人的体型而定，一般在0.8～1.2寸。

4. 针刺手法

常用疾徐补泻手法及刺痹法结合，以捻转进针法缓慢进针，捻针时腕、指要使劲用力，进皮后先在浅层候气，再缓慢推内于所需深部，待有针感后，留针30分钟，留针时间隔5分钟行针1次。

5. 配穴

（1）辨证取穴：

痹证型：加曲池、后溪；

痰瘀交阻型：加中脘、内关、足三里。

（2）对症取穴：

肝肾不足：加太溪、行间、肝俞、肾俞；

眩晕：配百会穴或翳风；

头痛：配外关、合谷；

耳鸣：配中渚、听宫；

上肢麻木：配手三针；

心悸：配内关、间使。

六、四神针

1. 定位（见图4－6）

位于百会穴（督脉）前后左右旁开各1.5寸，即四神聪（经外奇穴）旁开0.5寸，共4针。

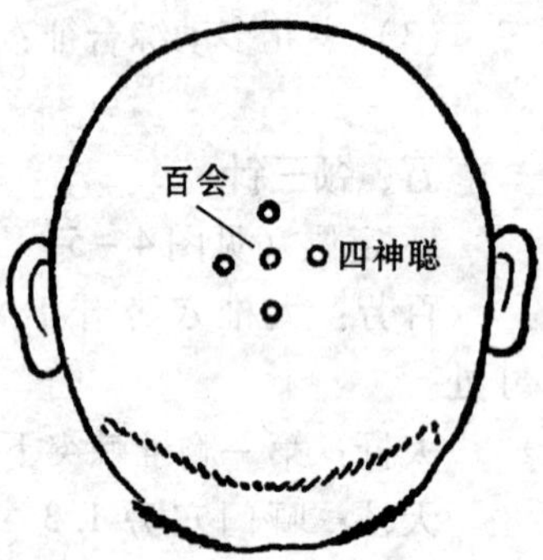

图4－6

2. 主治

智力低下，巅顶头痛，眩晕症（美尼尔氏综合征）。

3. 针具、进针方向及深度

取30号1.5寸针（儿童用1寸），针尖向外方向平刺，或针尖向内即百会方向平刺，入针1～1.2寸。

4. 针刺手法

得气后行捻转补泻，即用食、中两指挟持针柄，拇指推前退后，补法捻转角度小于90°，频率慢，约100～150次/分钟，用力轻；泻法捻转角度大于90°，频率快，约150～200次/分钟，用力重，根据病情虚实区别应用。

5. 配穴

智力低下：配智三针。

巅顶痛：配涌泉、开四关。

前额痛：配印堂、足三里。

侧头痛：配率谷透天冲。

七、脑三针

1. 定位（见图4－7）

脑户：风府穴直上1.5寸，一穴。

脑空：风池穴直上1.5寸，双侧两穴，共3针。

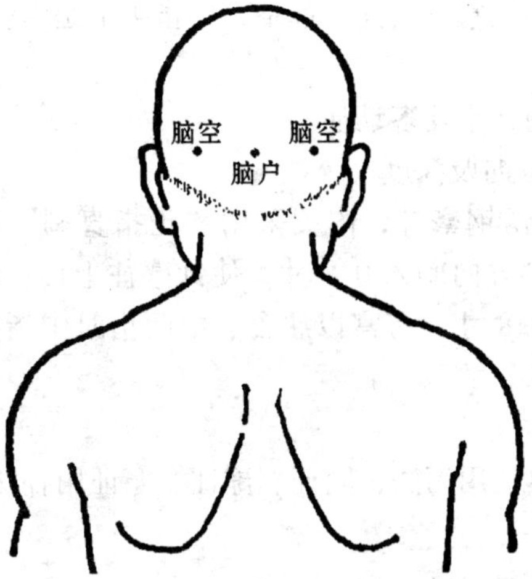

图 4－7

2. 主治

帕金森综合征，智力低下，运动功能障碍，共济失调（脑性瘫痪）。

3. 针具、进针方向及深度

取 30 号 1.5～2 寸不锈钢毫针，针尖顺着头皮向下刺入，第一针脑户向后发际正中方向捻进 1.5 寸，然后分别向双侧风池方向取左、右侧脑空穴，深度 1.5 寸。

4. 针刺手法

采用缓慢捻进法，得气后少提插，多捻转，以针感向脑后放散为度，留针 30 分钟，间隔 5～10 分钟行捻转补泻 1 次，以补为多。

5. 配穴

帕金森病、舌颤或语音不利：配舌三针。

手颤：配曲池、阳池、少海、小海、神门、内关。

足颤：配阳陵泉、太冲、太溪、足临泣。

儿童智力低下伴运动功能障碍：配手足三针为主。

脑性瘫痪共济失调型：配申脉、照海、太冲。

八、手智三针

1. 定位（见图 4－8）

内关：腕横纹上 2 寸，掌长肌腱与桡侧腕屈肌腱之间。

神门：腕横纹尺侧端，尺侧腕屈肌腱的桡侧凹陷中。

劳宫：第二、第三掌骨之间，握拳，中指尖下是穴。

2. 主治

智力低下伴多动，小儿多动症。

3. 针具、进针方向及深度

取30号1寸不锈钢毫针，内关采用“正指直刺”的方法，针尖略向肘尖方向刺入0.8寸，使针感往上传；神门向间使方向斜刺0.8寸；劳宫以屈食、中两指时中指尖下是穴，直刺0.5寸。

4. 针刺手法

阳证、实证、热证用泻法，阴证、虚证、寒证用补法；以捻转补泻为主。

5. 配穴

弱智儿童：辨证选取四神针。

小儿多动症：重者可配人中、涌泉或足智三针。

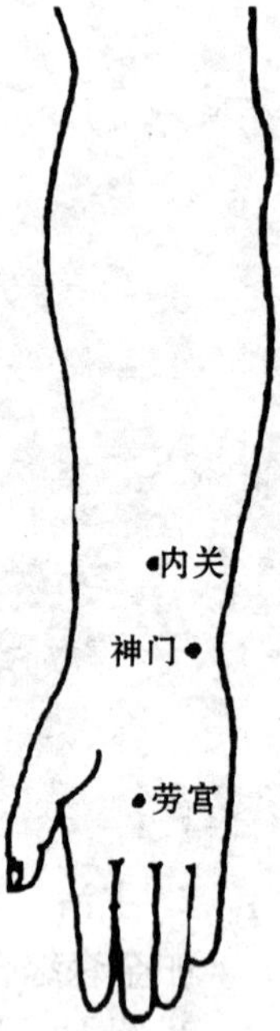

图4-8

九、足三针

1. 定位（见图4-9）

足三里：犊鼻穴下3寸，胫骨前嵴外约一横指处。

三阴交：内踝高点上3寸，胫骨内侧面后缘。

太冲：足背第一、第二跖骨结合部之前凹陷中。

2. 主治

(1) 腹部疾病之主方，临床用于胃脘疼痛、消化不良、泄泻、痢疾。

(2) 神经衰弱、失眠、健忘症以及肝病、前阴病、妇科病等诸症。

3. 针具、进针方向及深度

取30号1.5~2寸不锈钢毫针，端坐或仰卧，先取足三里，次取三阴交，后取太冲，每穴均刺入0.5~1.2寸。

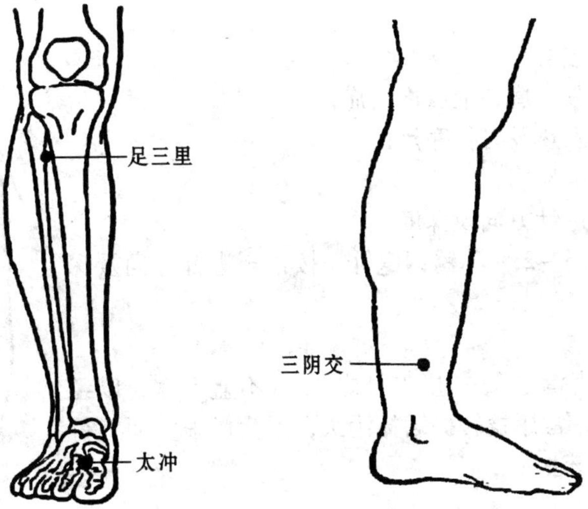

图4－9

4. 针刺手法

足三里针尖向上，可使针感明显传向腹部，针尖向下可使针感传到下肢足背及趾间，用捻转提插补泻手法，得气后实则泻之、虚则补之，或同经导气法。

5. 配穴

胁肋疼痛：配阳陵泉、日月、期门。

痢疾、泄泻：配天枢、中脘。

遗精阳痿、不孕不育：配气海、关元。

肾虚各症：配太溪、复溜。

闭经、月经不调、痛经：配中极、归来。

崩漏、带下、寒疝：配艾灸百会。

神经衰弱、失眠：配太溪、内关、印堂。

十、手三针

1. 定位（见图4－10）

曲池：屈肘，成直角，当肘横纹外端与肱骨外上髁连线的中点。

外关：腕背横纹上2寸，桡骨与尺骨之间。

合谷：手背第一、第二掌骨之间，约平第二掌骨中点处。

2. 主治

（1）上肢痿痹；

（2）头、颈、肩、上肢疼痛症；

（3）外感发热及时行寒热；

（4）头面部疾病。

3. 针具、进针方向及深度

用30号1.5~2寸不锈钢毫针，按常规进针方向及深度针刺。

4. 针刺手法

根据“盛者泻之”、“虚者补之”、“不盛不虚，以经取之”的原则，常用捻转提插补泻法，据症候虚实而施行补泻或同经导气法。

5. 配穴

外感热病：配大椎，有清热解表之功。

前额痛：配印堂。

侧头痛：配太阳。

鼻塞：配迎香。

中风、偏枯及诸痿痹不用在上肢者：配肩髃。

口眼歪斜：配地仓、颊车。

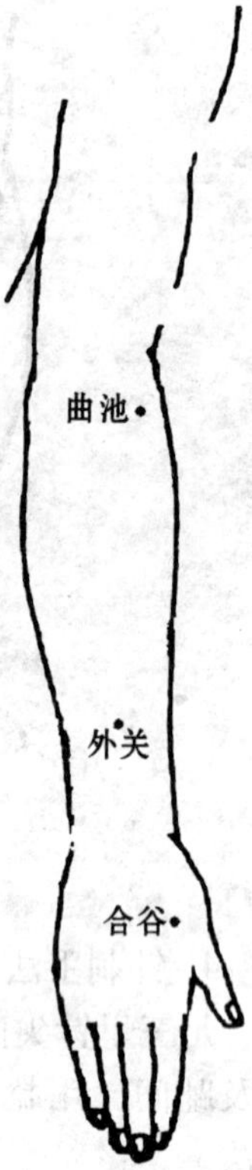

图4－10

十一、鼻三针

1. 定位（见图4－11）

迎香：鼻翼外缘中点，旁开0.5寸，当鼻唇沟中。

鼻通：鼻唇沟上端尽处。

印堂：两眉头连线的中点。

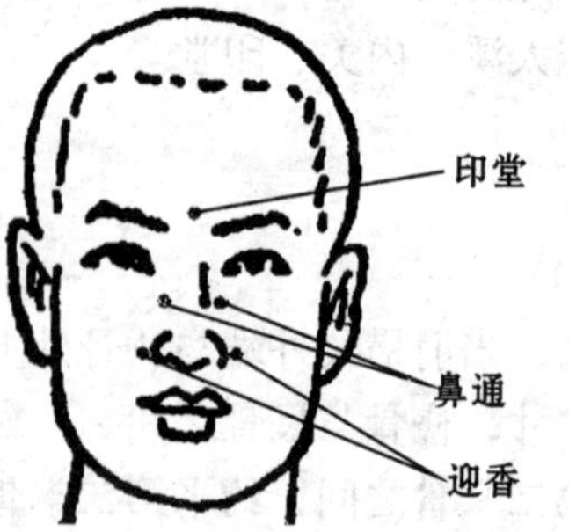

图4－11

2. 主治

（1）过敏性鼻炎（鼻鼽）；

（2）急、慢性鼻窦炎（鼻渊）。

3. 针具、进针方向及深度

以30号短毫针，新病迎香穴针尖向鼻翼水平进针约3分，久病向鼻柱方向进针约5分，印堂穴针尖向鼻柱方向平刺入针5分，鼻通穴针尖向鼻根部方向斜刺约5分至8分。

4. 针刺手法

过敏性鼻炎以补法为主，急、慢性鼻窦炎以泻法为主，迎香应有得气后局部发胀、发热的感觉，可即时缓解鼻塞。先取鼻通穴，针尖向鼻根部方向斜刺，次取迎香至得气后局部胀痛。实证可用雀啄法，致眼流泪为度，虚证用轻捻转手法。后取印堂，针感向鼻尖方向及鼻翼两侧放射，虚补实泻。

5. 配穴

鼻流清涕量多：配针丰隆，灸百会。

鼻塞严重：配风池、合谷。

鼻流浊涕：配阳陵泉、太冲。

头痛：配上星、太阳。

久病：配肺俞、大椎针后加灸。

十二、背三针

1. 定位（见图4－12）

大杼：第一胸椎棘突下，旁开1.5寸。

风门：第二胸椎棘突下，旁开1.5寸。

肺俞：第三胸椎棘突下，旁开1.5寸。

2. 主治

（1）支气管哮喘、过敏性哮喘、喘息性支气管炎；

（2）各种疑难杂症、癌症，用经络注血疗法。

3. 针具、进针方向及深度

取30号1.5寸不锈钢毫针，患者取俯卧或侧卧位，常规消毒后，针尖向下与背部皮肤表面呈45°斜向脊柱方向慢慢捻转而入，进针深度为0.5～0.8寸。

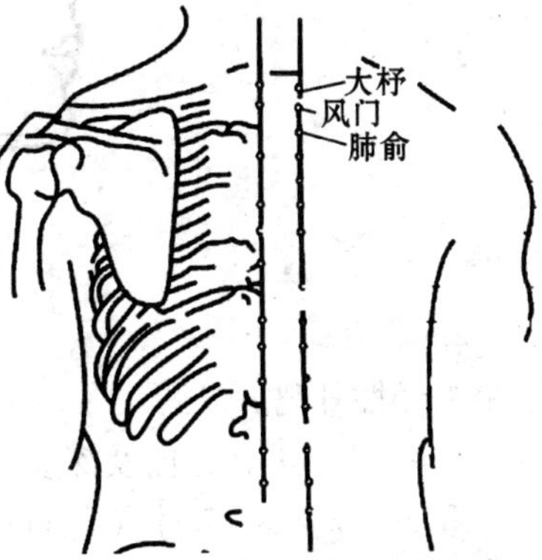

图4－12

4. 针刺手法

得气后虚则补之，实则泻之。寒证明显者针后加温针灸，热证可不留针。

哮喘发作时加上脉冲电流，必要时在背部三穴行挑刺疗法，哮喘缓解时可酌情用艾炷直接灸或化脓灸背三针各穴。

5. 配穴

实证寒饮伏肺：配列缺、尺泽。

痰热：配大椎、丰隆、孔最。

虚喘：配定喘、膏肓俞、脾俞、肾俞。

寒热不明显者：通常配双侧鱼际穴针后加电针，以病人能耐受为度。

十三、耳三针

1. 定位（见图 4－13）

完骨：在乳突后下方凹陷中。

听宫：耳屏前，下颌骨髁状突的后缘，张口呈凹陷处。

听会：在耳屏间切迹前，下颌骨髁状突后缘，张口有孔。

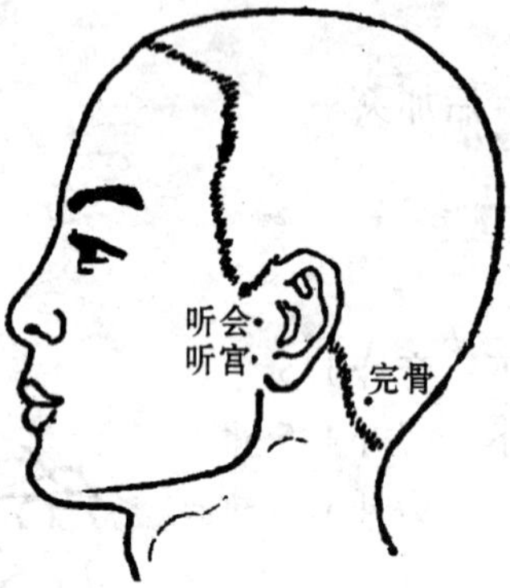

图 4－13

2. 主治

神经性耳鸣，耳聋。

3. 针具、进针方向及深度

取 30 号 1.5～2 寸（儿童用 1 寸）不锈钢毫针，取病侧耳三针，先针完骨，直刺或向下斜刺 1～1.2 寸，针感向颈后放射，再针听宫和听会，两穴均张口取穴，深度 1～1.5 寸。

4. 针刺手法

完骨穴快速进针后，以捻转得气后再行提插捻转 3～5 次；听宫及听会以缓慢用力捻转进针的方法，至所需深度后以刮针法为主配合小幅度捻转法，虚补实泻。

5. 配穴

虚证耳聋耳鸣：配太溪（双）、三阴交（双）、足三里（双）、百会或肾俞（双）、气海。

实证耳聋耳鸣：配中渚（双）、外关（双）、合谷（双）、太冲（双）、风池（双）。

十四、膝三针

1. 定位（见图4－14）

血海：髌骨内上缘上2寸。

梁丘：在髂前上棘与髌骨外缘连线上，髌骨外缘上2寸。

犊鼻：髌骨下缘，髌韧带外侧凹陷中。

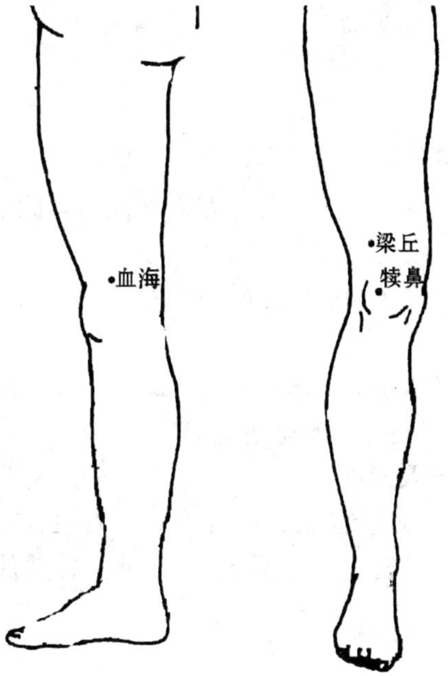

图4－14

2. 主治

风湿性膝关节炎，类风湿性膝关节炎（历节风），膝关节创伤性滑膜炎，早期髌骨软化症等所致的膝关节疼痛、无力等。

3. 针具、进针方向及深度

取30号1.5～2寸不锈钢毫针，犊鼻每次取双穴，进针后针尖向膝关节方向刺入0.8～1寸；血海、梁丘均直刺或斜刺，约0.8～1寸深。

4. 针刺手法

据病证寒热虚实施行补泻，寒证宜针后加艾灸或温针灸，热证在膝三针部位用浅刺，并加G6805电针仪治疗30分钟。

5. 配穴

(1) 关节疼痛伴红肿热痛者：加太冲（双）、曲池（双）、合谷（双），也可委中刺络放血后，再于关节肿痛部位用围针法多针浅刺。

(2) 寒湿较重，下肢沉重麻木，遇冷痛剧者：加阴陵泉、足三里。

(3) 压痛明显者：取阿是穴。

(4) 骨质增生所致者：加悬钟、大椎。

(5) 肝肾阴亏，伴下肢痿软者：配阳陵泉、太溪、悬钟。

(6) 瘀血明显者：加膈俞。

十五、足智三针

1. 定位（见图4－15）

涌泉：于足底（去趾）前1/3处，足趾跖屈时呈凹陷处。

左泉：涌泉穴与足跟连线的中点向外1寸。

右泉：涌泉穴与足跟连线的中点向内1寸。

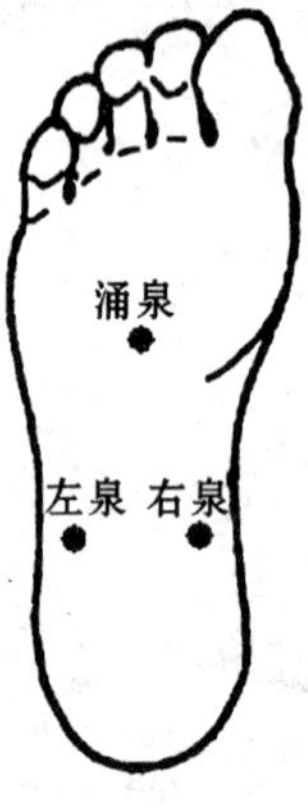

图4－15

2. 主治

儿童智力低下，多动烦躁，巅顶头痛，高弓足（足跟不着地，脚尖着地），癫痫，昏迷，咽喉肿痛等。

3. 针具、进针方向及深度

取30号1寸毫针，先针涌泉，次针左泉、右泉，以飞针法快速入皮，进皮后以捻转法进针0.5～0.8寸。针感放散至整个足底或局部胀痛。

4. 针刺手法

多以泻法为主，留针后可用刮柄法以加强针感。出针后按压针孔，以防出血。

5. 配穴

参照弱智儿童治疗所用四神针、智三针等。

十六、舌三针

1. 定位（见图 4－16）

以拇指一、二指骨间横纹平贴于下颌前缘，颈前部拇指尖处为第一针，其左右各旁开 1 寸为第二针、第三针。

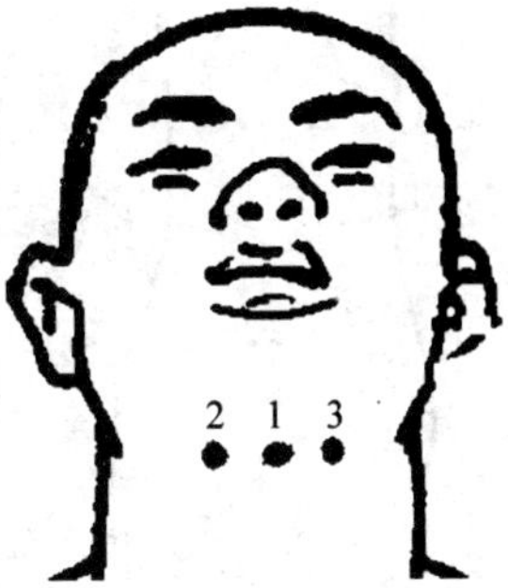

图 4－16

2. 主治

中风语言謇涩，弱智儿童流涎，语言发育迟缓，语不连贯，发音不清。

3. 针具、进针方向及深度

用 30 号 1～2 寸不锈钢毫针，病人头部稍仰，针尖向舌根方向呈 45°～60° 针刺，儿童进针深度约 0.8 寸，成人约 1～1.2 寸。

4. 针刺手法

平补平泻手法。

5. 配穴

语言謇涩或语不连贯、语言发育迟缓：配风府、哑门。

流涎：配地仓、颊车（二穴透刺）。

十七、肩三针

1. 定位（见图 4－17）

肩峰端下缘，当肩峰与肱骨大结节之间，三角肌上部中央取肩髃，肩髃直上 0.5 寸为第一针。以肩髃为中点，向腋前后水平方向各旁开 2 寸为第二针、第三针。

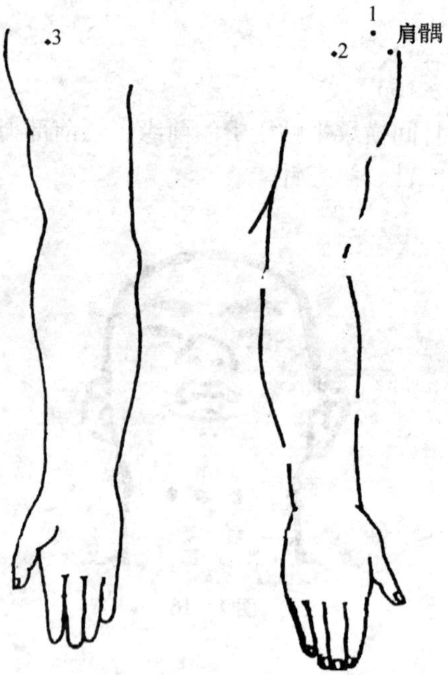

图 4－17

2. 主治

肩痹（肩关节周围炎、颈肩综合征），上肢瘫痪，肩不举。

3. 针具、进针方向及深度

取 30 号 1.5～2 寸不锈钢毫针，第一针向肩关节方向直刺或斜刺，并可采取恢刺的方法，改变角度和方向后再固定，深度为 1.2～1.5 寸。髃前后两针采用前后对刺，深度约 0.8～1.2 寸。也可针尖与穴位成 90°，直刺 0.8～1 寸。注意不要刺入胸腔。

4. 针刺手法

肩三针均以泻法为主，捻转进针，得气后三穴均可留针 30 分钟，可用艾灸悬灸 15 分钟或温针灸 5 分钟。

5. 配穴

（1）上肢麻木：兼取手三针。

（2）颈部疼痛：兼取颈三针。

十八、痿三针

1. 定位（见图4－18）

（1）上痿三针。

合谷：第一、第二掌骨间，第二掌骨桡侧的中点。

曲池：肘横纹外侧端，屈肘90°，肘横纹外侧头与肱骨外上髁连线中点。

尺泽：肘横纹中，肱二头肌腱桡侧凹陷处。

（2）下痿三针。

足三里：小腿前外侧，当犊鼻穴下3寸，距胫骨前缘一横指（中指）。

三阴交：内踝直上3寸，胫骨内侧面后缘。

太溪：内踝后方，当内踝尖与跟腱之间的凹陷处。

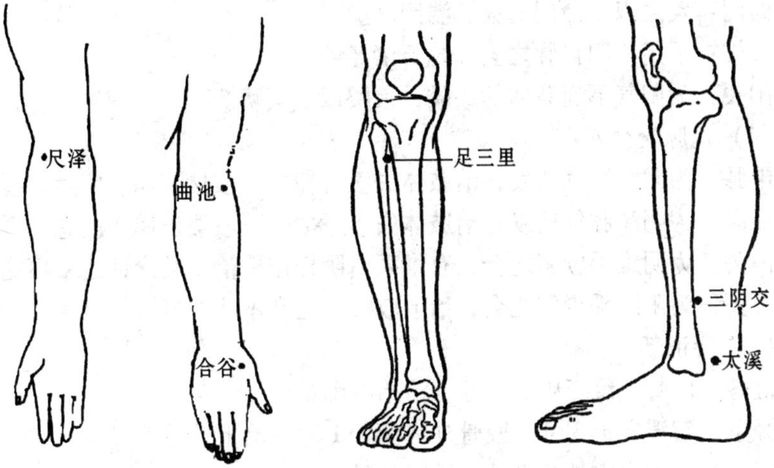

图4－18

2. 主治

痿证，属现代医学的小儿麻痹后遗症、脊髓炎、多发性神经炎、癔性瘫痪等病范畴。

3. 针具、进针方向及深度

选30号1.5寸不锈钢毫针，按常规进针方向进针，深度约1.2寸。

4. 针刺手法

病属初期、体质尚好、肌肉萎缩不甚、肌张力未松弛者，可用较强、较重、捻转角度较大的刺激手法或用泻法。

病属后期、体质衰弱、肌肉萎缩、肌张力松弛者，用较轻、较弱、捻转角度较小的刺激手法或用补法。

5. 配穴

辅穴：环跳、委中、风市、阳陵泉、解溪、臂臑。

特殊配穴：

（1）治筋骨穴：

阳陵泉：为筋之会穴，凡筋脉松弛者补之，拘急者泻之。

悬中：为髓之会穴，补之以壮骨髓。

（2）治肝肾穴：

肝俞：为肝藏气血输注于背部之处，主理肝。

肾俞：为肾藏气血输注于腰部之处，主理肾。

（3）助阳气穴：

命门：灸之以壮命门真火，温煦脏腑。

大椎：手足三阳督脉之会，统督诸经阳气。

阳关：为阳气下通肢体的关隘，治腰以下痿痹。

（4）八脉交会穴：

申脉：为阳跻脉气所发，治肢体失于矫捷，下肢痿证属于阳急阴缓之症。

照海：为阴跻脉气所发，治肢体失于矫捷，下肢痿证属于阴急阳缓之症。

内关：为阴维手厥阴之会，有维系诸阴作用，治上肢痿证之掌不能握者。

外关：为阳维手少阳之会，治上肢痿证之掌不能伸者。

（5）痿证新穴：

健膝：髌骨上缘正中上3寸，治抬腿困难。

胫下：解溪穴上3寸，胫骨外缘旁开1寸，治下垂足。

纠内翻：承山穴外开1寸，治内翻足。

纠外翻：承山穴内开1寸，治外翻足。

举臂：肩峰前下3.5寸，治举臂困难。

肱中：天泉穴下2.5寸，治肘伸屈无力。

十九、踝三针

1. 定位（见图4－19）

解溪：在足背与小腿交界处的横纹中央凹陷中，当踇长伸肌腱与趾长伸肌腱之间。

太溪：在足内侧，内踝后方，当内踝尖与跟腱之间的凹陷处。

昆仑：在足部外踝后方，当外踝尖与跟腱之间的凹陷处。

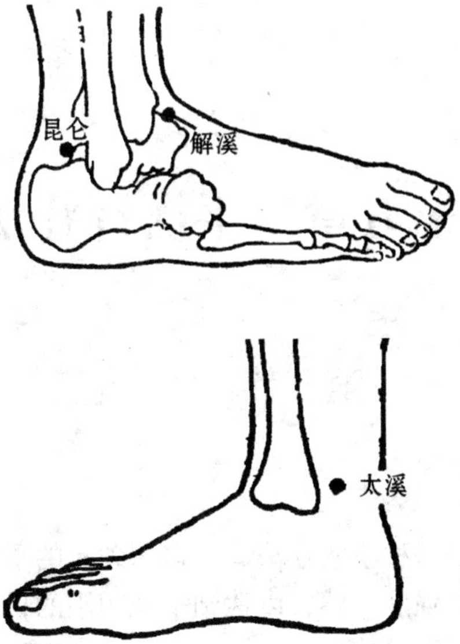

图 4－19

2. 主治

踝关节肿痛、活动障碍，足跟痛。

3. 针法

均直刺 0.8～1 寸。

第五章　平衡针疗法

第一节　概　述

一、概念

中国平衡针疗法是一种单穴疗法，它运用独有的平衡穴位，以快速针刺为主要手段，使病人产生强烈针感，以达到平衡阴阳的目的。该疗法具有一病一穴、快速针刺、副作用少等特色。

二、发展概况

中国平衡针疗法为王文远首创。王文远，1945 年 3 月出生，山东临沂人，北京军区 292 医院主任医师、中国针灸学会理事、全军平衡针灸治疗培训中心主任、中国保健科技学会平衡医学研究会理事长、中国老年学学会平衡针灸学委员会主任委员，经过 20 多年的潜心研究和临床实践，在继承和发展祖国医学的基础之上，创立了平衡针疗法。相继成立了两个国家级二级学会和全军针灸中心，获得军队、地方科技进步奖 14 项，举办军内外培训班 100 多期，培养了近万名平衡针灸专门人才。

平衡针疗法的研究始于 1970 年，从那时起至 1988 年，为单穴疗法研究阶段。主要以肩周炎为重点研究对象，研究“中平”穴的作用规律，在 8 省（市）11 家医院观察了 2 000 多例病人，获军队科技进步二等奖。

1989—1994 年，为整体平衡针疗法的研究阶段。在成功观察总结了“中平”穴作用规律的基础上，展开了一百多种疾病的单穴治疗研究，系统化了约 30 个平衡穴，形成了平衡针灸学理论。在此期间，举办了 50 多期学习班。

1994 年 10 月以后，为推广与发展阶段。由王文远牵头，召开了平衡针灸学学术会议，成立了平衡医学会，建立了全军平衡医学培训中心，并积极发展其他平衡疗法，如平衡火罐、平衡推拿、平衡心理、平衡保健等。

三、作用原理

平衡针灸学的作用原理，主要是通过针刺神经干或神经支，给予患者一种适当的良性刺激信号。这种刺激信号既不直接针对病原体，也不直接针刺病变部位的组织器官，而是把针刺信号通过一定通路的传导，作用到高级中枢系统。这种来自人为的超强刺激信号，迅速传递至大脑中枢调控系统，大脑中枢调控指挥中心积极接收了该指令性信息，迅速对高级中枢指挥系统进行应激性调整，调动体内储存的中枢递质，再通过神经指挥系统对失调与病变部位的子系统进行对症性调控，释放大量的能量物质，提高机体免疫功能，提高机体的镇痛效应，增强机体消炎和代谢作用等。对原来失调的病理状态和物质代谢紊乱过程进行间接干预，通过自我修复达到一个新的平衡状态。这种平衡状态的形成是利用针灸外因刺激手段激发调动患者机体的平衡调控系统的功能来实现的。

四、平衡针疗法特色

1. 强调人体自身平衡

治疗过程中，平衡针疗法依靠人体内的自我调控功能，通过调整、完善、修复人体的自我平衡系统，来激发、调动机体内的物质能量，促进机体在病理状态下的良性转归。治疗的目的，也就是使人体达到动态的内外平衡。

2. 单穴疗法

平衡针疗法原则上是一病一穴、一症一穴，80% 以上的病症均只采用一个穴位进行治疗。平衡针疗法有自己独特的穴位体系，不同于传统针灸学。该体系没有涉及经络系统，只是单纯的穴位介绍。平衡针疗法中常用穴位数目不多，30 个左右，穴位名称通俗易懂，常以其部位、功能、主治来命名，如头痛穴、腰痛穴、偏瘫穴等。而且，该穴位的范围相对较大，进针后一旦取穴未准，可根据自己的判断，利用针体的提插从左右或上下方向来寻找针感，如肩痛穴针刺腓浅神经上下 10 cm 内均可。

3. 三快针法

三快针法即进针快、得气快（提插手法）、出针快，整个针刺过程控制在 3 秒钟之内。同时，通过快速的提插手法，使患者产生强烈的针感。强烈的针感是衡量平衡针法疗效的重要标志。

4. 相对安全、副作用少

针刺时最为常见的副作用是晕针，而平衡针治疗最长时间不超过 3 秒钟，减少了晕针的发生率；针刺过程中可能的医疗事故是刺伤脏器，而平衡穴位分布于四肢部位，相对安全。

第二节　常用穴位及针刺方法

一、头颈部常用平衡穴及针刺方法

1. 升提

【定位】头顶正中，前发际正中直上5寸（见图5-1）。同传统针灸学中的百会穴。

【主治】脱垂性疾病：脱肛、子宫脱垂、胃下垂；男性生殖系统疾病：阳痿、早泄、遗尿、前列腺炎；心脑血管疾病：中风偏瘫。

【针刺方法】28号3寸针，向前平刺2寸。

2. 腰痛

【定位】神庭与印堂连线中点（见图5-2）。

【主治】各种腰痛：急性腰扭伤、腰肌劳损、腰椎间盘突出、强直性脊柱炎、腰骶部软组织损伤等。

【针刺方法】治疗两侧腰痛或腰部正中疼痛，用3寸针向下透印堂，治疗腰部左（右）侧疼痛，用3寸针90°向右（左）平刺2寸。

3. 胃痛

【定位】承浆旁开2寸（见图5-2）。

【主治】消化系统疾病：急慢性胃炎、消化道溃疡、急性胃痉挛、膈肌痉挛、胆囊炎、胰腺炎、肠炎；晕车、晕船、晕机、小儿消化不良；妇科疾病：原发性痛经。

【针刺方法】男左女右或左右交替取穴。3寸针透承浆。

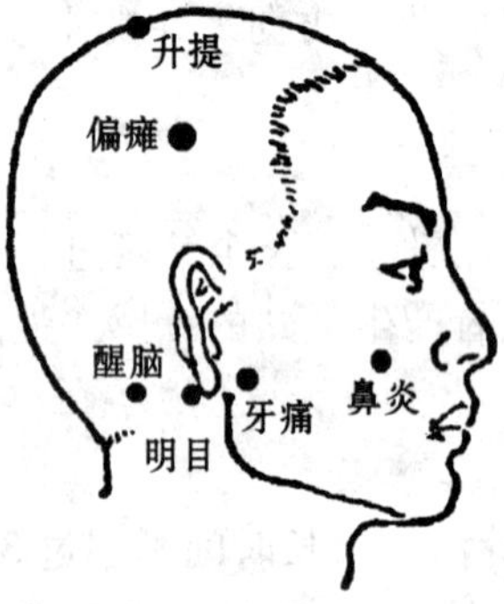

图5-1

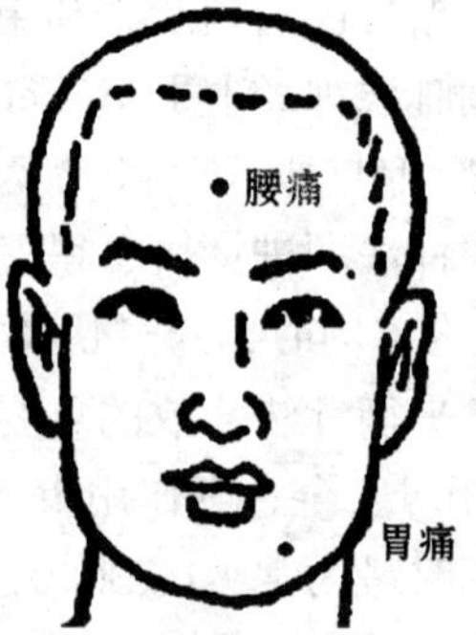

图5-2

4. 明目

【定位】耳垂后，下颌角与乳突中的凹陷处（见图 5－1）。同传统针灸学中的翳风穴。

【主治】眼睛疾病：近视、白内障、青光眼、电光性眼炎、急性角膜炎、老花眼、沙眼；颜面部疾病：面神经麻痹、面肌痉挛、流行性腮腺炎、下颌关节炎。

【针刺方法】交叉取穴，左（右）病右（左）取，3 寸针向对侧内眼角方向刺入 2 寸左右。治面瘫，向内上方平刺 2 寸；治聋哑，向内下方平刺 2 寸。

5. 偏瘫

【定位】耳尖直上 3 寸（见图 5－1）。

【主治】各类瘫痪：偏瘫、面瘫；神经系统疾病：偏头痛。

【针刺方法】交叉取穴，3 寸针针刺。可向下平刺透率谷、向前下平刺透悬厘、向后下平刺透浮白。每次治疗时，可交替针刺或按顺序针刺。

6. 鼻炎

【定位】颧骨直下，平迎香处（见图 5－1）。同传统针灸学中的颧髎穴。

【主治】鼻部疾病：鼻炎、过敏性鼻炎；面部疾病：三叉神经痛、面瘫、面肌痉挛、下颌关节炎。

【针刺方法】交叉或交替取穴，3 寸针透迎香。治三叉神经痛，针尖略向下平刺 2 寸；治下颌关节炎、牙痛，直刺 1 寸。

7. 牙痛

【定位】耳垂前凹陷处（见图 5－1）。

【主治】牙齿疾病：龋齿、牙外伤、牙齿感觉过敏、急慢性牙髓炎；面部疾病：面瘫、面肌痉挛、流行性腮腺炎、下颌关节炎。

【针刺方法】交叉取穴。2 寸针直刺 0.5～1 寸。

8. 醒脑

【定位】翳风与风府连线中点（见图 5－1）。同传统针灸学中的风池穴。

【主治】神经系统、呼吸系统、消化系统、内分泌系统、运动系统的功能紊乱，更年期综合征、老年前期综合征、疲劳综合征、高血压、低血压、神经衰弱、糖尿病、慢性肝炎、慢性肾炎、慢性支气管炎等。

【针刺方法】拇指指腹置于穴位上，瞬间（3～5 秒）用力点压。

二、上肢部常用平衡穴及针刺方法

1. 臀痛

【定位】肩峰至腋后皱襞终点连线中点（见图 5－3）。

【主治】主要表现为臀部疼痛的疾病：坐骨神经痛、梨状肌损伤、腰椎间盘突出、腰肌劳损、急性腰扭伤、臀部软组织损伤。

【针刺方法】交叉取穴。3 寸针向腋窝中心斜刺 2 寸。

2. 膝痛

【定位】手心向下，上臂伸直，肘横纹外侧端与肱骨外上髁连线的中点，即手臂伸直取曲池穴（见图 5－3）。

【主治】主要表现为膝部疼痛的疾病：膝关节软组织损伤、骨性关节炎、髌骨软化症、风湿性关节炎、类风湿性关节炎；皮肤病：神经性皮炎、急性荨麻疹、牛皮癣；下肢疾病：下肢瘫痪、腓肠肌痉挛。

【针刺方法】治疗下肢疾病交叉取穴，治疗上肢疾病同侧取穴。3 寸针直刺 2 寸。

3. 胸痛

【定位】前臂外侧，腕关节与肘关节连线下 1/3 处，尺、桡骨之间（见图 5－3）。

【主治】主要表现为胸部疼痛的疾病：胸部软组织损伤、肋间神经痛、非化脓性肋软骨炎、胸膜粘连、心绞痛、带状疱疹；其他疾病：急性腰扭伤、肾病综合征、经前期紧张综合征、腕管综合征。

【针刺方法】交叉取穴。3 寸针向上 45°斜刺 2 寸。

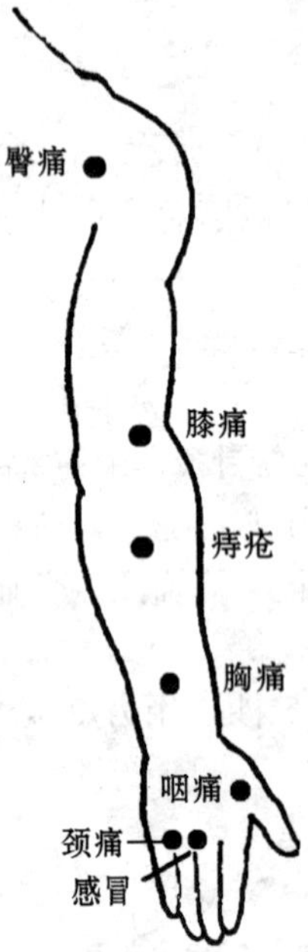

图 5－3

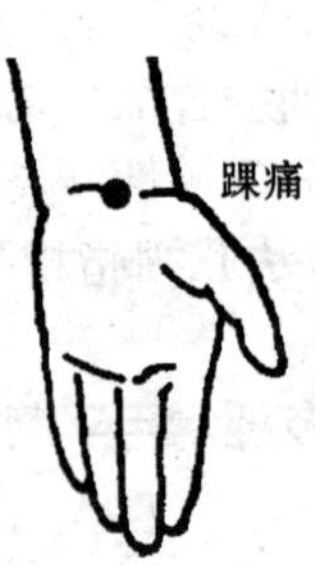

图 5－4

4. 痔疮

【定位】前臂外侧，腕关节与肘关节连线上1/3处，尺、桡骨之间（见图5－3）。

【主治】各类痔疮：内痔、外痔、便秘；主要表现为胸部疼痛的疾病：肋间神经痛、胸部软组织损伤；其他疾病：嗜睡、中风失语、急性腰扭伤。

【针刺方法】男左女右取穴。3寸针向上45°斜刺2寸。

5. 踝痛

【定位】内侧腕横纹中点（见图5－4）。同传统针灸学中的大陵穴。

【主治】主要表现为踝部疼痛的疾病：踝关节软组织损伤、踝关节扭伤、跟骨骨刺、足跟痛、足趾痛；手腕部疾病：腕管综合征、腕关节腱鞘炎；心血管疾病：心律不齐、心动过速、过缓、顽固性失眠。

【针刺方法】治疗下肢疾病交叉取穴，治疗上肢疾病同侧取穴，治疗心神疾病男左女右或左右交替取穴。1寸针直刺0.3～0.5寸。

6. 咽痛

【定位】第一、第二掌骨间，近第二掌骨中点处（见图5－3）。同传统针灸学中的合谷穴。

【主治】各类咽喉疾病：急慢性咽喉炎、扁桃体炎、上呼吸道感染；颜面、颈部疾病：面神经炎、牙痛、三叉神经痛、单纯性甲状腺肿大；妇产科疾病：急性乳腺炎、滞产、产后缺乳。

【针刺方法】交叉取穴，或男左女右取穴，或交替取穴。3寸针透后溪。

7. 感冒

【定位】握拳，手背第三、第四掌指关节之间前0.5寸（见图5－3）。

【主治】上呼吸道疾病：感冒、流行性感冒、鼻炎、过敏性鼻炎；腰部疾病：腰肌劳损、坐骨神经痛。

【针刺方法】男左女右取穴。3寸针直刺2寸。

8. 颈痛

【定位】握拳，手背第四、第五掌指关节之间前0.5寸（见图5－3）。同传统针灸学中的液门穴。

【主治】主要表现为颈（颈肩、头颈）部疼痛的疾病：颈部软组织损伤、落枕、颈肩背肌筋膜炎、急性乳突炎、颈性头痛、肩周炎；其他神经痛：肋间神经痛、眶上神经痛、三叉神经痛、坐骨神经痛。

【针刺方法】交叉取穴。3寸针直刺2寸。

三、下肢部常用平衡穴及针刺方法

1. 肩背

【定位】尾骨尖下旁开2寸（见图5-5）。

【主治】上肢疾病：颈肩综合征、颈肩筋膜炎；下肢疾病：梨状肌损伤、坐骨神经痛、腓肠肌痉挛；神志疾病：精神分裂症、癫痫、癔病性昏厥。

【针刺方法】治疗上肢疾病交叉取穴，治疗下肢疾病同侧取穴，治疗神志疾病男左女右或左右交替。4~5寸针直刺3寸。

2. 耳聋

【定位】下肢外侧，髋关节与膝关节连线中点（见图5-6）。

【主治】耳部疾病：神经性耳聋、暴震性耳聋、美尼尔氏综合征；其他疾病：股外侧皮神经炎、急性荨麻疹、丹毒。

【针刺方法】交叉取穴，或同侧取穴治疗下肢疾病。3寸针向下斜刺2寸以上。

3. 肘痛

【定位】屈膝，在膝部髌骨与髌韧带外侧凹陷中（见图5-7）。同传统针灸学中的犊鼻穴。

【主治】主要表现为肘部疼痛的疾病：肘关节软组织损伤、网球肘；下肢疾病：膝关节软组织损伤、骨性关节炎、踝关节扭伤。

【针刺方法】治疗上肢疾病交叉取穴，治疗下肢疾病同侧取穴。屈膝90°，3寸针直刺1~2寸。

4. 肩痛

【定位】屈膝，髌骨与髌韧带外侧凹陷中下5寸、外1寸（见图5-7）。

【主治】主要表现为肩（颈肩）部疼痛的疾病：肩周炎、颈椎病、肩关节软组织损伤、颈肩筋膜炎、落枕；其他疼痛：偏头痛、急性腰扭伤、肋间神经痛；心血管疾病：冠心病、心绞痛、高血压；胆道疾病：胆囊炎、胆道蛔虫症；耳部疾病：神经性耳鸣、耳聋；其他疾病：癔病性昏厥、带状疱疹、上肢瘫痪。

【针刺方法】交叉取穴。3寸针直刺2寸。

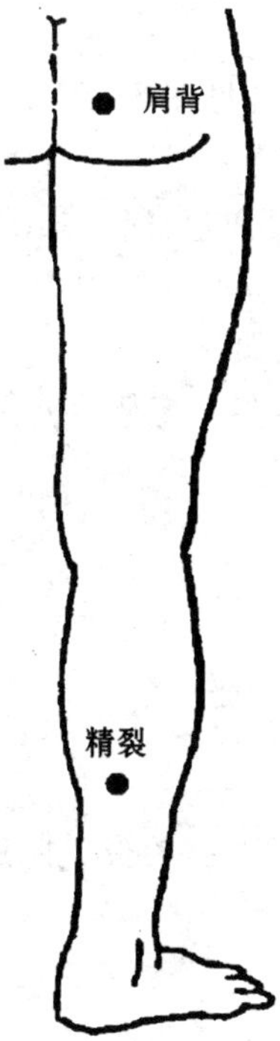

图 5－5

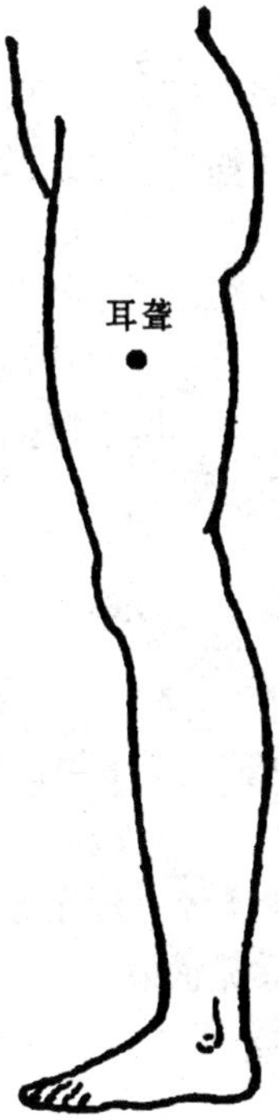

图 5－6

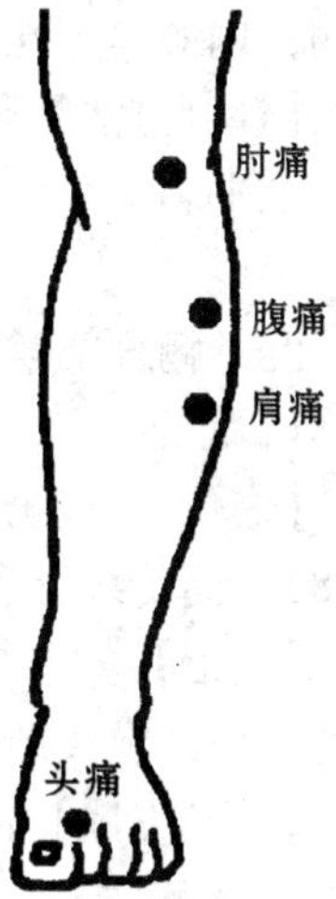

图 5－7

5. 腹痛

【定位】屈膝，髌骨与髌韧带外侧凹陷中下 3 寸、外 1 寸（见图 5－7）。

【主治】主要表现为腹部疼痛的疾病：急性胃炎、胃痉挛、肠炎、阑尾炎、胰腺炎、胆囊炎、肠梗阻；其他消化系统疾病：慢性肝炎、肝硬化；心血管疾病：高血压、低血压、高血脂、白细胞减少症；皮肤病：荨麻疹、牛皮癣；其他疾病：过敏性哮喘、糖尿病。

【针刺方法】男左女右或双侧取穴，能定位则交叉取穴。2 寸针直刺 0.5～1 寸。

6. 精裂

【定位】小腿后面，当腓肠肌两肌腹之间顶端（见图 5－5）。同传统针灸学中的承山穴。

【主治】神志疾病：精神分裂症、癔病、癫痫、休克、昏迷、中暑；腰及下肢疾病：急性腰扭伤、腰肌劳损、腓肠肌痉挛、踝关节软组织损伤；其他疾病：痔疮、头痛。

【针刺方法】左右交替取穴。3 寸针直刺 2 寸。

7. 头痛

【定位】足背第一、第二跖骨之间，行间与太冲之间（见图5－7）。

【主治】主要表现为头部疼痛的疾病：偏头痛、神经性头痛、血管性头痛、颈性头痛、高血压头痛、低血压头痛、副鼻窦炎引起的头痛、耳源性头痛、外感性头痛；眼部疾病：假性近视、青光眼、沙眼、花眼、结膜炎；其他疾病：偏瘫、急性肝炎、神经衰弱、血小板减少、手指震颤。

【针刺方法】偏头痛交叉取穴，其他疾病男左女右或左右交替取穴。3寸针向上平刺2寸。

四、胸腹部常用平衡穴及针刺方法

1. 痛经

【定位】在胸部，当前正中线上，平第四肋间，两乳头连线的中点（见图5－8）。同传统针灸学中的膻中穴。

【主治】妇科疾病：原发性痛经、经前期紧张综合征、盆腔炎、阴道炎；其他疾病：慢性结肠炎、泌尿系统感染。

【针刺方法】向下平刺2寸。

2. 面瘫

【定位】锁骨外1/3斜上1～2寸处（见图5－8）。

【主治】面部疾病：面瘫、面肌痉挛、流行性腮腺炎、乳突炎。

【针刺方法】交叉取穴。1寸针向颈部斜刺0.5～1寸。

3. 神衰

【定位】肚脐中央（见图5－8）。同传统针灸学中的神阙穴。

【主治】神志疾病：神经衰弱、更年期综合征；消化道疾病：慢性肝炎、肝硬化；其他疾病：糖尿病、慢性支气管炎、过敏、晕船、晕车。

【针刺方法】双手并拢，掌心相对，利用食、中、无名指进行瞬间点压；或两手相叠，掌心贴于此穴，随腹式呼吸有节律地按压49次。

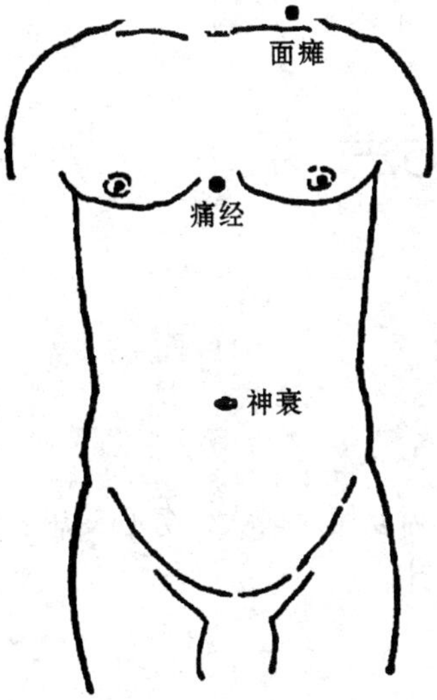

图5－8

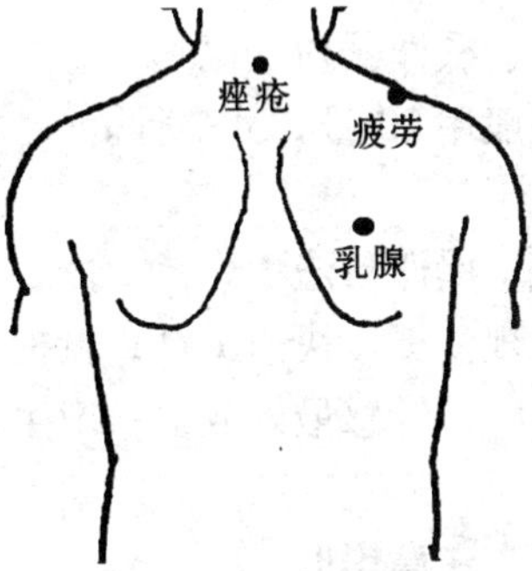

图5－9

五、脊背部常用平衡穴及针刺方法

1. 痤疮

【定位】第七颈椎棘突下（见图5－9）。同传统针灸学中的大椎穴。

【主治】颜面部皮肤病：痤疮、脂溢性皮炎、面部疖肿、色素沉着、毛囊炎；其他皮肤病：湿疹、荨麻疹；头面部疾病：急性结膜炎、口腔炎、副鼻窦炎、扁桃体炎；其他疾病：急性淋巴结炎、上呼吸道感染。

【针刺方法】三棱针点刺，挤出3～5滴血或加罐。

2. 疲劳

【定位】在肩上，当大椎穴与肩锋端连线的中点（见图5－9）。同传统针灸学中的肩井穴。

【主治】各类综合征：疲劳综合征、老年前期综合征、更年期综合征、腰背肌综合征、神经衰弱。

【针刺方法】拇指指腹瞬间用力点压。

3. 乳腺

【定位】在肩胛部，当冈下窝中央凹陷处，与第四胸椎相平（见图5－9）。同传统针灸学中的天宗穴。

【主治】乳腺疾病：急性乳腺炎、乳腺增生、产后缺乳、乳房胀痛；胸部疾病：胸部软组织损伤、肋间神经痛；其他疾病：神经性皮炎、颈部淋巴结核。

【针刺方法】同侧取穴。3 寸针向肩胛骨内下缘平刺 2 寸。

第三节 操作方法

一、操作器材

一般用 28 号 3 寸毫针。

二、操作方法

常规消毒，快速进针；行提插手法，提插幅度相对较大，务必使患者产生强烈针感，针感最好放射；产生针感后即刻出针。

三、注意事项

（1）使用的毫针相对较长；

（2）手法要快，突出进针快、行针快、出针快三快手法。在范围较大的穴区内反复试针 3 次，若仍没有针感产生，该次治疗就放弃此穴。

【附】平衡火罐

平衡火罐是王文远倡导的一种火罐疗法，以不同的火罐形式实施不同的手法，达到治愈疾病及调节保健之目的。

行罐要求持久、有力、均匀、柔和，施术顺序为轻—中—重—中—轻。除留罐外，每种手法均重复 2 次。主要手法如下：

（1）留罐：留罐 5～15 分钟。密排罐距小于 4 cm，疏排罐距大于 7 cm。

（2）闪罐：沿神经走行或经络走行快速拔罐、取罐、再拔罐、再取罐，30 次/分钟。

（3）摇罐：留罐时用手摇罐底，可旋转或上下、左右摇动，120 次/分钟。

（4）摩罐：涂润滑剂于皮肤，让罐在一定范围内做环旋运动。

（5）抖罐：涂润滑剂于皮肤，让罐垂直于经络或神经来回快速抖动，120 次/分钟。

（6）擦罐：涂润滑剂于皮肤，让罐顺着经络或神经走行来回摩擦，30 次/分钟。

（7）拉罐：涂润滑剂于皮肤，单方向拉动火罐，30 次/分钟。

（8）振罐（提、按罐）：提、按火罐后静止性用力，让罐产生震颤，200次/分钟。

（9）弹罐：提起一侧罐壁，利用另一侧弹拨脊柱旁韧带、神经，120次/分钟。

适应证包括：肩周炎、落枕、急性腰扭伤、便秘、痛经、腰肌劳损、坐骨神经痛、中风后遗症、疲劳综合征、类风湿性关节炎、胃脘痛、上呼吸道感染、神经衰弱等。

第六章　头针疗法

第一节　概　述

一、概念

头针，又称头皮针，是在头部特定的穴线进行针刺以防治疾病的一种方法。

二、发展概况

头针是在传统的针灸理论基础上发展起来的。有关头针治疗各种疾病，早在先秦时代就有记载，如扁鹊针刺百会治疗尸厥，后世《针灸甲乙经》及《针灸大成》等文献中，记载头部腧穴治疗全身各种疾病的内容则更加丰富。

20 世纪 50 年代以来，用头穴针灸治疗疾病有了很多的经验报道。在传统中医理论和现代神经系统原理的启示下，结合临床实际，用头穴治疗各种瘫痪、疼痛特别是脑源性疾病等病症，取得了一定的疗效。至 20 世纪 70 年代，在上述基础上逐步形成与传统针灸不同的头针疗法体系，日趋成熟，并得到针灸界的普遍认可，并且形成了焦顺发、方云鹏、汤颂延等各种头针流派。

目前头针疗法广泛应用于临床，经多年实践，对头针穴线的定位、适应范围和刺激方法积累了更多的经验，头针疗法已成为世界一些国家临床医生常用的治疗方法之一。为了适应国际上头针疗法的推广和交流，促进其进一步发展，中国针灸学会按分区定经、经上选穴，并结合古代透刺穴位的方法，拟定了《头皮针穴名标准化国际方案》，标准包括头穴名的英文字母数字编号、穴名汉语拼音和汉字三要素，编号中的英文 MS 是“micro-system” and “scalp points” 的缩写。并于 1984 年 5 月在日本东京召开的世界卫生组织西太区针灸穴名标准化会议上讨论并正式通过。

三、作用原理

头针疗法的作用原理，主要可以用经络理论和大脑皮层功能定位原理来阐述。

1. 经络理论

头部与经络紧密相连，《灵枢·邪气藏府病形》载："十二经脉，三百六十五络，其血气皆上走与面而走空窍。"空窍应当包括颅腔和脑髓在内。头为诸阳之会，手足六阳经皆上循于头面，足太阳膀胱经入络于脑，督脉"上至风府，入属于脑"，所有阴经的经别和阳经相合后上达于头面。通过经脉、经别以及阴阳经的表里联系，头部与十二经脉之间发生直接或间接的联系。

根据经络学说的标本根结理论，手三阳、足三阳、足太阴、足少阴八条经脉的标在头面，同时足三阳的结合部位于头部。因此，头部又通过经脉的标本、根结关系与十二经脉相通。

根据气街理论，头部为气街之一，是经脉汇合通行的共同通路。此外，脑为元神之府、髓之海。通过头部经络腧穴的针刺，疏通头部气街，可对脑功能的失调及全身肢体脏腑的病症起到重要的治疗作用。

2. 大脑皮层功能定位原理

大脑皮层是分区域的，每个区域支配人体的各种功能活动，根据皮层功能定位的特点，刺激该皮层在体表的投影部位，可以治疗该皮层的病变。如焦顺发的头针系统的运动区对应的是中央前回，刺激运动区可以治疗对侧肢体的运动障碍；感觉区对应的是中央后回，刺激感觉区可以治疗对侧肢体的感觉障碍等。

四、刺激部位的局部层次解剖

头针刺激部位主要是头部发际区，该区局部覆盖颅盖表面的软组织主要是头皮，其次是四周扁平的颅盖肌。头皮可以分为皮肤、皮下组织、帽状腱膜、帽状腱膜下层、骨膜五层，其中皮肤、皮下组织、帽状腱膜由纤维束紧密连接，彼此不易分开，在头针针刺过程中可以视作一层。帽状腱膜下层即蜂窝组织层，由疏松的结缔组织构成，该层与帽状腱膜和骨膜的连接不是很牢固。因此，在头针针刺治疗时，毫针宜刺入此层，并在此层施以各种手法。骨膜覆盖在颅骨表面，针尖触及易致疼痛。

第二节　穴位定位与主治

1. 额中线（MS1）

【定位】在头前部，从督脉神庭穴向前引一直线，长1寸（见图6－1）。

【主治】癫痫、精神失常、鼻病等。

2. 额旁1线（MS2）

【定位】在头前部，从膀胱经眉冲穴向前引一直线，长1寸（见图6－1）。

【主治】冠心病、心绞痛、支气管哮喘、支气管炎、失眠等。

3. 额旁2线（MS3）

【定位】在头前部，从胆经头临泣穴向前引一直线，长1寸（见图6－1）。

【主治】急、慢性胃炎、胃和十二指肠溃疡、肝胆疾病等。

4. 额旁3线（MS4）

【定位】在头前部，从胃经头维内侧0.75寸起向下引一直线，长1寸（见图6－1）。

【主治】功能性子宫出血、阳痿、遗精、子宫脱垂、尿频、尿急等。

5. 顶中线（MS5）

【定位】在头顶部，在督脉百会穴至前顶穴之间（见图6－2）。

【主治】腰腿足病证，如瘫痪、麻木、疼痛及皮层性多尿、脱肛、小儿夜尿、高血压、头顶痛等。

6. 顶颞前斜线（MS6）

【定位】在头顶部、头侧部，从头部经外奇穴前神聪（百会前1寸）至颞部胆经悬厘穴引一斜线（见图6－3）。

【主治】全线分5等份，上1/5治疗对侧下肢和躯干瘫痪，中2/5治疗上肢瘫痪，下2/5治疗中枢性面瘫、运动性失语、流涎、脑动脉硬化等。

7. 顶颞后斜线（MS7）

【定位】在头顶部、头侧部，顶颞前斜线之后1寸，与其平行的线。即从督脉百会至颞部胆经曲鬓穴引一斜线（见图6－3）。

【主治】全线分5等份，上1/5治疗对侧下肢和躯干感觉异常，中2/5治疗上肢感觉异常，下2/5治疗头面部感觉异常。

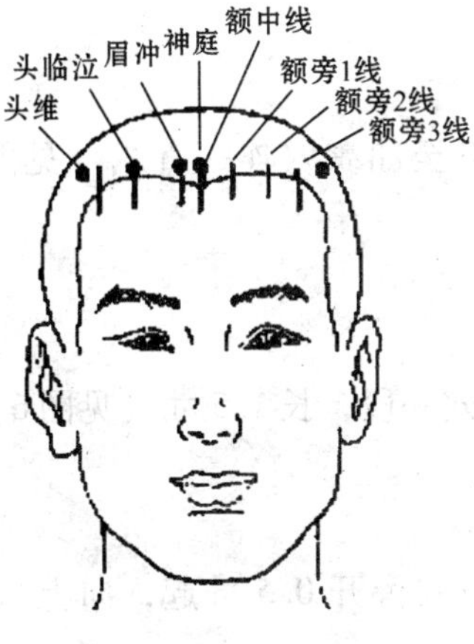

图6－1　标准化方案额区

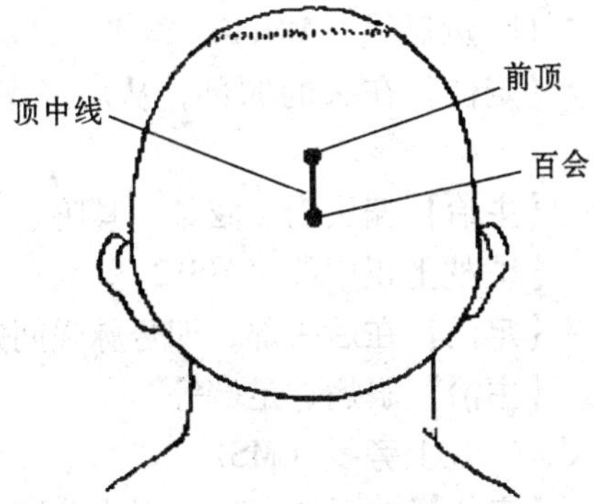

图6－2　标准化方案顶区

8. 顶旁1线（MS8）

【定位】在头顶部，督脉旁开1.5寸，从膀胱经通天穴向后引一直线，长1.5寸（见图6－4）。

【主治】腰腿病症，如瘫痪、麻木、疼痛等。

9. 顶旁2线（MS9）

【定位】在头顶部，督脉旁开2.25寸，从胆经正营穴向后引一直线至承灵穴，长1.5寸（见图6－4）。

【主治】肩、臂、手等病症，如瘫痪、麻木、疼痛等。

10. 颞前线（MS10）

【定位】在头的颞部，从胆经颔厌穴至悬厘穴连一直线（见图6－4）。

【主治】偏头痛、运动性失语、周围性面神经麻痹及口腔疾病。

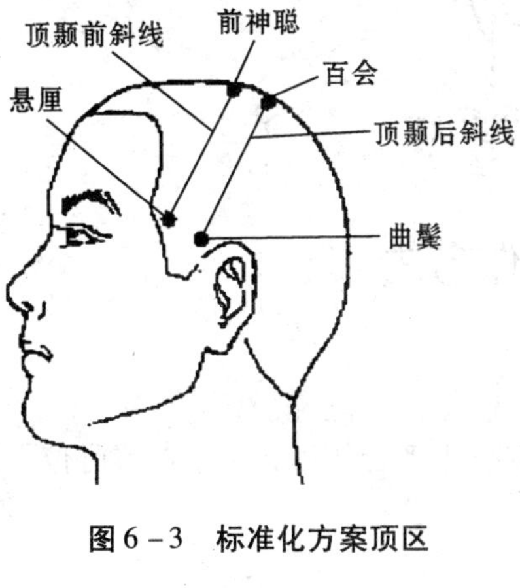

图6－3　标准化方案顶区

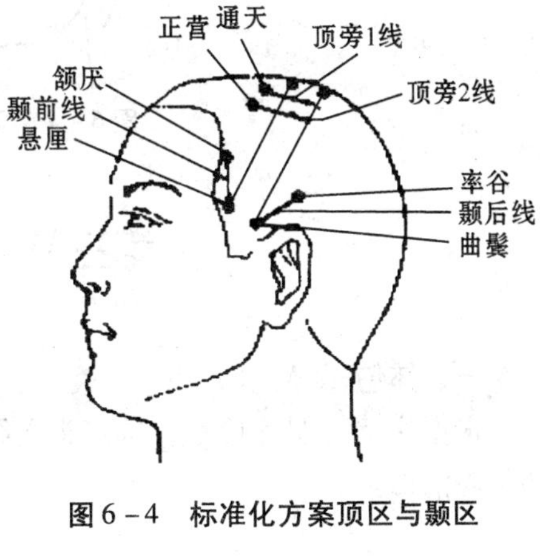

图6－4　标准化方案顶区与颞区

第六章　头针疗法

11. 颞后线（MS11）

【定位】在头的颞部，从胆经率谷穴向下至曲鬓穴连一直线（见图 6 - 4）。

【主治】偏头痛、眩晕、耳鸣、耳聋等。

12. 枕上正中线（MS12）

【定位】在后头部，即督脉强间穴至脑户穴一段，长1.5寸（见图6-5）。

【主治】眼病、足癖等。

13. 枕上旁线（MS13）

【定位】在后头部，由枕外粗隆督脉脑户穴旁开0.5寸起，向上引一直线，长1.5寸（见图6-5）。

【主治】皮层性视力障碍、白内障、近视眼等。

14. 枕下旁线（MS14）

【定位】在后头部，从膀胱经玉枕穴向下引一直线，长2寸（见图6-5）。

【主治】小脑疾病引起的平衡障碍、后头痛。

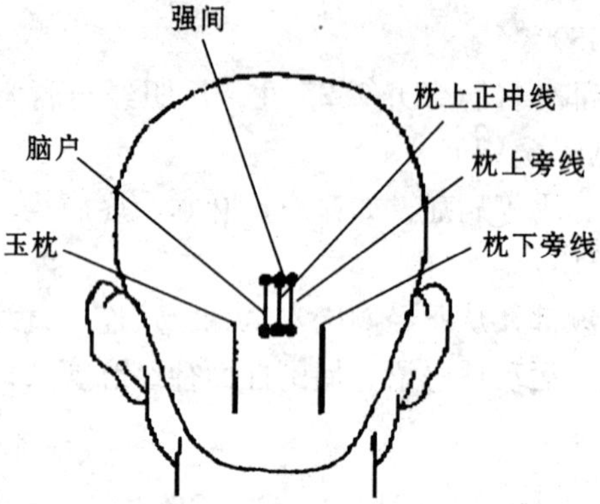

图6-5　标准化方案枕区

第三节　操作方法

一、体位

根据病情，明确诊断，选定头穴线。取得患者合作后，取坐位或卧位，局部常规消毒。

二、进针

一般选用28～30号长1.5～3寸的毫针，针与头皮成30°，快速将针刺入头皮下，当针尖到达帽状腱膜下层时，皮下感到阻力减小，然后使针与头皮平行，继续捻转进针，根据不同穴区可刺入不同深度。

三、针刺手法

一般以拇指掌面和食指桡侧面夹持针柄，以食指的掌指关节快速连续屈伸，使针身左右旋转，捻转速度为每分钟200次左右。进针后持续捻转2～3分钟，留针20～30分钟，留针期间反复操作2～3次即可起针。根据病情需要可适当延长留针时间，偏瘫患者留针期间嘱其活动肢体（重症患者可做被动活动），有助于提高疗效。一般经3～5分钟刺激后，部分患者在病变部位会出现热、麻、胀、抽动等感觉。

四、起针

刺手夹持针柄轻轻捻转松动针身，押手固定穴区周围头皮，如针下无紧涩感，可快速抽拔出针，也可缓慢出针。出针后需用消毒干棉球按压针孔片刻，以防出血。

第四节　临床应用

一、适应证

头针主要用于治疗脑源性疾病，如中风偏瘫、肢体麻木、失语、皮层性多尿、眩晕、耳鸣、舞蹈病、癫痫、脑瘫、小儿弱智、震颤麻痹、假性球麻痹等。此外，也可治疗头痛、脱发、脊髓性截瘫、高血压病、精神病、失眠、眼病、鼻病、肩周炎、腰腿痛、各种疼痛性疾病等常见病和多发病。

二、常见病症处方举例

1. 中风

（1）偏瘫：患肢对侧顶颞前斜线、顶旁1线、顶旁2线。

（2）失语：颞前线。

（3）肢体感觉障碍：患肢对侧顶颞后斜线。

（4）平衡失调：枕下旁线。

（5）高血压：顶中线。

2. 神经衰弱

额中线、额旁1线（右侧）、顶中线。

3. 抑郁症

顶中线、额中线、双侧额旁1线。

4. 帕金森病

顶颞前斜线、额旁3线、顶旁1线、顶旁2线、枕下旁线。

5. 小儿脑瘫

顶颞前斜线、颞前线、枕下旁线、顶中线。

第五节　注意事项

（1）因为头部有毛发，故必须严格消毒，以防感染。

（2）由于头针的刺激较强，刺激时间较长，医者必须注意观察患者表情，以防晕针。

（3）婴儿由于颅骨缝骨化不完全，不宜采用头针治疗。

（4）中风患者，急性期如因脑溢血引起昏迷、血压过高时，暂不宜用头针治疗，须待血压和病情稳定后方可做头针治疗；如因脑血栓形成引起偏瘫者，宜及早采用头针治疗。凡有高热、急性炎症和心力衰竭时，一般慎用头针治疗。

（5）由于头皮血管丰富，容易出血，故出针时必须用干棉球按压针孔1～2分钟。

（6）头穴标准线上除用毫针刺激外，还可配合电针、艾灸、按压等法进行施治。

【附】焦氏头针

焦氏头针由山西焦顺发于1971年首先提出，它以大脑皮层机能定位为理论依据，以针刺为手段治疗各种疾病。临床常用于治疗脑源性疾病。该法取穴方法简便，特别适合于初学者，在此仅介绍焦顺发头皮针穴名体系。

为了准确地掌握刺激区的定位，首先要确定两条标准线。前后正中线：从两眉之间至枕外粗隆下缘的头部正中连线。眉枕线：从眉毛上缘中点至枕外粗隆尖端的头侧面的水平连线。

1. 运动区

【部位】相当于大脑皮质中央前回在头皮上的投影。上点在前后正中线中点往后 0.5 cm 处；下点在眉枕线和鬓角发际前缘相交处，如果鬓角不明显，可以从颧弓中点向上引垂线，此线与眉枕线交叉处向前移 0.5 cm 为运动区下点。上下两点之间的连线即为运动区。将运动区划分为 5 等份，上 1/5 是下肢、躯干运动区；中 2/5 是上肢运动区；下 2/5 是头面部运动区，也称言语一区。

【主治】运动区上 1/5，治疗对侧下肢及躯干部瘫痪；运动区中 2/5，治疗对侧上肢瘫痪；运动区下 2/5，治疗对侧中枢性面神经瘫痪、运动性失语、流涎、发音障碍等。

2. 感觉区

【部位】相当于大脑皮质中央后回在头皮上的投影部位。自运动区向后移 1.5 cm 的平行线即为感觉区。上 1/5 是下肢、头、躯干感觉区；中 2/5 是上肢感觉区；下 2/5 是面感觉区。

【主治】感觉区上 1/5，治疗对侧腰腿痛、麻木、感觉异常、后头部、颈项部疼痛、头鸣；感觉区中 2/5，治疗对侧上肢疼痛、麻木、感觉异常；感觉区下 1/5，治疗对侧面部麻木、偏头痛、颞颌关节炎等。

3. 舞蹈震颤控制区

【部位】在运动区向前移 1.5 cm 的平行线。

【主治】舞蹈病、震颤麻痹、震颤麻痹综合征。（一侧的病变针对侧，两侧都有病变针双侧）

4. 晕听区

【部位】从耳尖直上 1.5 cm 处，向前及向后各引 2 cm 的水平线，共 4 cm。

【主治】眩晕、耳鸣、听力减退等。

5. 言语二区

【部位】相当于顶叶的角回部。从顶骨结节后下方 2 cm 处引一平行于前后正中线的直线，向下取 3 cm 长直线。

【主治】命名性失语。

6. 言语三区

【部位】晕听区中点向后引 4 cm 长的水平线。

【主治】感觉性失语。

7. 运用区

【部位】从顶骨结节起分别引一垂直线和与该线呈 40°的前后两线，长度均为 3 cm。

【主治】失用症。

8. 足运感区

【部位】在前后正中线的中点旁开左右各 1 cm，向后引平行于正中线的 3 cm 长的直线。

【主治】对侧下肢瘫痪、疼痛、麻木、急性腰扭伤、夜尿、皮质性多尿、子宫下垂等。

9. 视区

【部位】从枕外粗隆顶端旁开 1 cm 处，向上引平行于前后正中线的 4 cm 长的直线。

【主治】皮层性视力障碍。

10. 平衡区

【部位】相当于小脑半球在头皮上的投影。从枕外粗隆顶端旁开 3.5 cm 处，向下引平行于前后正中线的 4 cm 长的直线。

【主治】小脑性平衡障碍。

11. 胃区

【部位】从瞳孔直上的发际处为起点，向上引平行于前后正中线的 2 cm 长的直线。

【主治】胃痛及上腹部不适等。

12. 胸腔区

【部位】在胃区与前后正中线之间，从发际向上下各引 2 cm 长的平行于前后正中线的直线。

【主治】胸痛、胸闷、心悸、冠状动脉供血不足、哮喘、呃逆、胸部不适等症。

13. 生殖区

【部位】从额角处向上引平行于前后正中线的 2 cm 长的直线。

【主治】功能性子宫出血、盆腔炎、白带多；配足运感区治疗子宫脱垂等。

14. 血管舒缩区

【部位】在舞蹈震颤控制区向前移 1.5 cm 的平行线。

【主治】皮层性水肿、高血压。

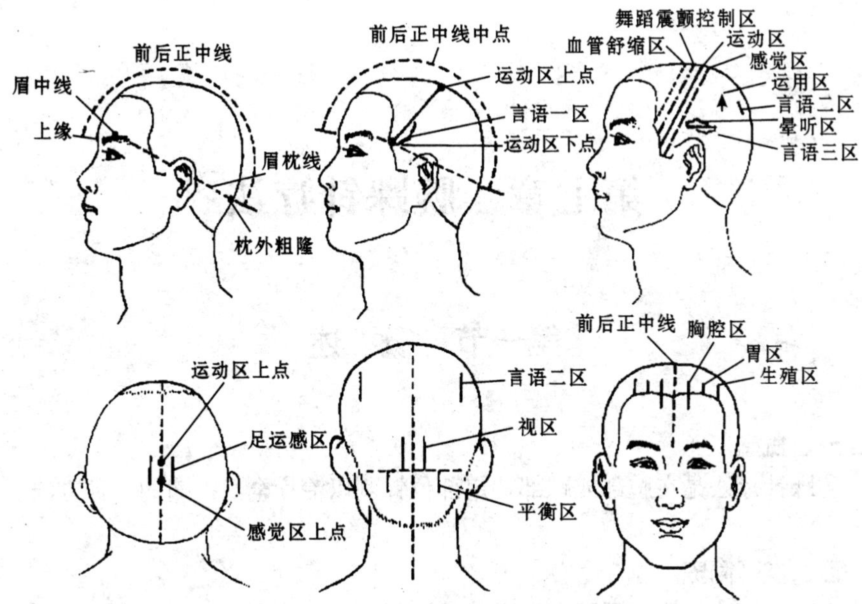

前后正中线
眉中线
上缘
眉枕线
枕外粗隆
前后正中线中点
运动区上点
言语一区
运动区下点
舞蹈震颤控制区
血管舒缩区
运动区
感觉区
运用区
言语二区
晕听区
言语三区
运动区上点
足运感区
感觉区上点
言语二区
视区
平衡区
前后正中线
胸腔区
胃区
生殖区

图 6－6　焦氏头针分区

第七章　腕踝针疗法

第一节　概　述

一、概念

腕踝针疗法是在腕部或踝部特定部位针刺以治疗全身疾病的一种方法。

二、发展简史

腕踝针疗法是第二军医大学附属长海医院神经内科张心曙教授在《内经》有关皮部理论的启发和指导下逐步形成和发展起来的。腕踝针的探索早在20世纪60年代就已经开始，而正式作为一种疗法提出并在临床上推广应用则是在70年代初期。近30年来全国各地针灸学者共同积累的经验表明，腕踝针在不少病症中效果是肯定的，特别是它取穴单一、操作简便、对机体损伤微小且具安全无痛感的特点，颇受医者和病人的欢迎，在临床应用较为广泛。

三、特点和优点

1. 特点

（1）身体两侧各分6个纵区：身体两侧各分6个纵区（区），用数字1～6编号，用于症状定位。

（2）6个针刺点：腕踝部各定6个针刺点，也用数字1～6编号，与纵区编号相同，各点都在腕和踝的各区内，应用时按疾病的症状和体征所在区选取编号相同的针刺点。针刺点位置只作相对固定，可根据不同情况移位，并不影响疗效，因此，与“穴”不同。

（3）皮下针刺：皮下针刺要求尽可能表浅，不出现酸、麻、胀、重等感觉。

2. 优点

（1）简单易学。疾病的症状所在区与针刺点位置都用相同编号标明，各点的皮下针刺方法相同，因此易学易懂，适合未学过中医者和西医者应用。

（2）安全方便。在腕部和踝部行皮下针刺，这些部位没有重要组织和器官，不会发生针刺意外，针刺时一般无痛感，病人对针刺的恐惧感少，也感到安全。治疗时露出腕和踝，不需要脱衣服，因此不受时间、季节、环境限制，针刺后留针期间肢体活动不受影响，故颇方便。

（3）治疗面广。针刺部位虽只限于腕和踝，治疗范围却能遍及身体各部的多种病症。不仅治疗面广，疗效亦佳。

第二节　分区与主治病症

身体分成两部分：①躯干：头、颈、躯干；②肢体：上肢和下肢。臂干线和股干线作为上下肢和躯干的分界，臂干线环绕肩部三角肌附着缘至腋窝；股干线自前面的腹股沟至后面的髂骨嵴。

一、头颈和躯干分区

在身体前后面中央各画一条前中线和后中线，中线将身体分为两侧，每侧由前向后分六个纵区，用数字1～6编号（见图7－1、图7－2、图7－3），其中1、2、3区在前面，4、5、6区在后面。以前后正中线为标线，将身体两侧面由前向后划为六个纵行区。

1区：中线两侧的区域，在头面部自前中线至以眼眶外缘为垂直线之间的区域，包括额部、眼、鼻、舌、咽喉，颈部沿气管、食管。胸部自前正中线至胸骨缘，包括胸肋关节、食管、气管、乳房近胸骨缘、心区右侧部分。腹部之前正中线至腹直肌缘区域，包括胃、胆囊、脐部、下腹之膀胱子宫、会阴部。

主治病症：前额痛、目赤痛、鼻塞、流涎、咽喉肿痛、咳喘、胃脘痛、心悸、痛经、白带异常、遗尿等。

2区：躯体前面的两旁（1区的两侧），包括颞前部、颊部、后牙、颌下部。胸部沿锁骨中线向下区域，包括锁骨上窝、上胸部、乳中部、前胸、肺、肝、侧腹部。

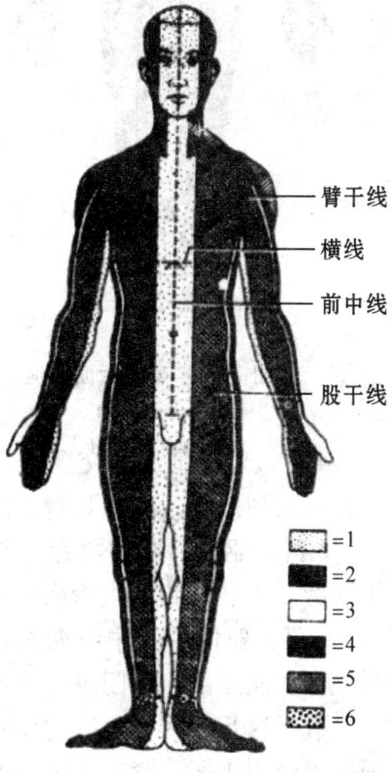

图7－1　身体前面分区

主治病症：后牙痛、哮喘、乳房胀痛、胸胁痛、侧腹痛等。

3 区：躯体前面的外缘（2 区的外缘），范围狭窄，包括沿耳郭前缘的头面部、胸腹部、沿腋窝前缘向下的垂直线。

主治病症：颞浅动脉痛，沿腋前缘垂直线部位的胸痛或腹痛（本区主治病症较少）。

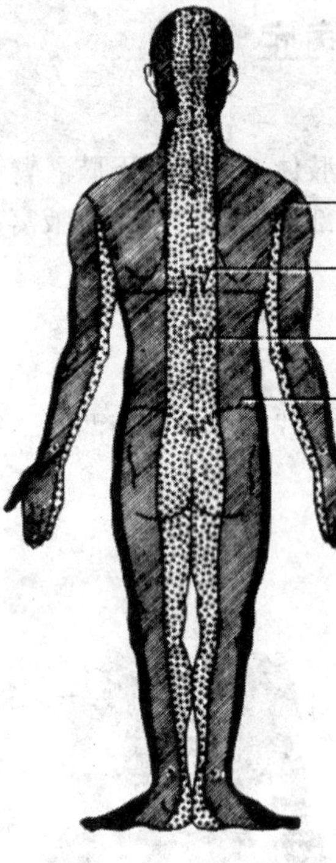

图 7－2　身体后面分区

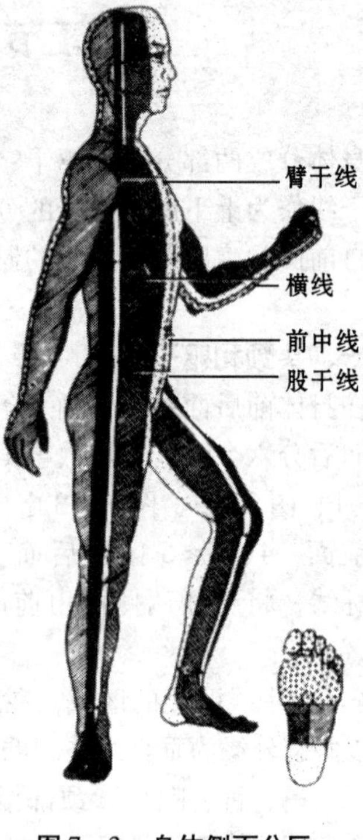

图 7－3　身体侧面分区

4 区：躯体前后面交界处，包括头项、耳以及腋窝垂直向下的区域。主治病症：头顶痛、耳鸣；耳聋、腋中线部位的胸腹痛。

5 区：躯体后面的两旁（与 2 区相对），包括头、颈后外侧、肩胛区、躯干两旁、下肢外侧。主治病症：颈后部痛、落枕、肩背部痛、侧腰痛等。

6 区：躯体后正中线两侧的区域（与 1 区相对），包括后头部、枕项部、脊柱部、骶尾部、肛门等。主治病症：后头痛、项强痛、腰脊痛等。

概括这 6 个区，可以记作：沿中线两侧，前面为 1 区，后面为 6 区；前后面交界处为 4 区；紧靠 4 区的前面为 3 区；两旁的，前面在 1 区与 3 区之中间为 2 区，后面在 4 区与 6 区之中间为 5 区（见图 7－4）。

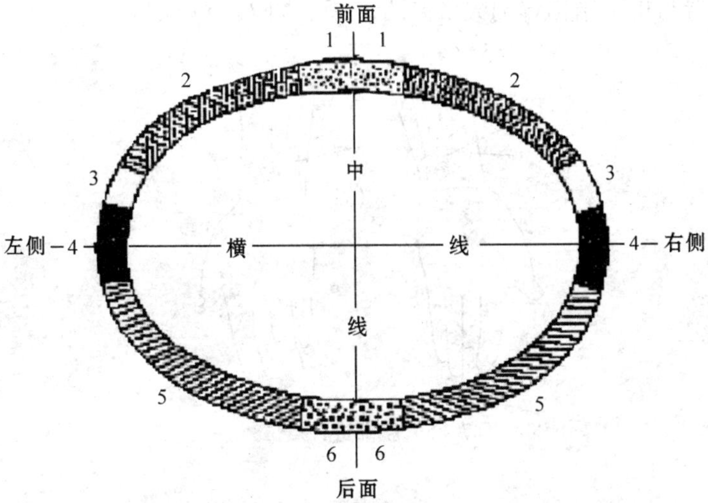

图7－4　身体分区横断面观

二、四肢分区

当两上、下肢处于内侧面向前的外旋位、两下肢靠拢时，四肢的内侧面相当于躯干的前面；外侧面相当于躯干的后面；前面靠拢的缝相当于前正中线；后面靠拢的缝相当于后正中线。这样四肢的分区就可按躯干的分区类推。

三、上下分区

又以胸骨末端和肋弓交界处为中心画一条环绕身体的水平线，称横膈线，将身体6区分成上下两半，横膈线以上各区加“上”字，横膈线以下各区加“下”字。如上1区、下1区，依此类推，用于称呼各区。

第三节　进针点及其适应证

按分区查明病症所在区，即在腕踝部选取相应同一区的进针点。腕与踝部各有6个点，分别代表上下6个区。下面介绍各点的位置以及适应证。

一、腕部

进针点共6个，约在腕横纹上二横指（内关、外关）一圈处。从掌面尺侧至桡侧，再从腕背桡侧至尺侧，依次称作上1、上2、上3、上4、上5、上

6。各点位置与皮下结构解剖关系如图 7－5、图 7－6 所示。

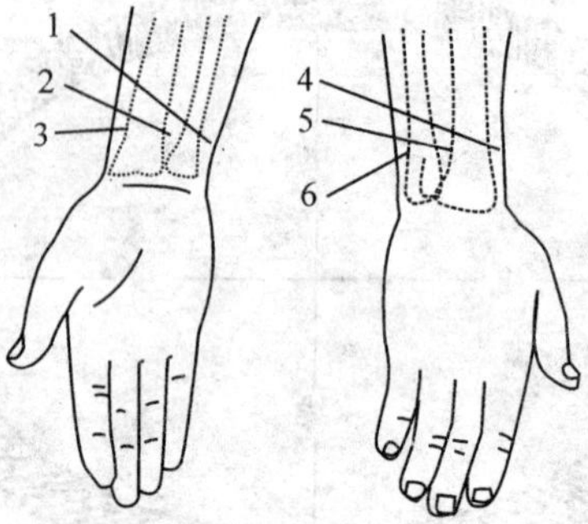

图 7－5 腕部进针点位置

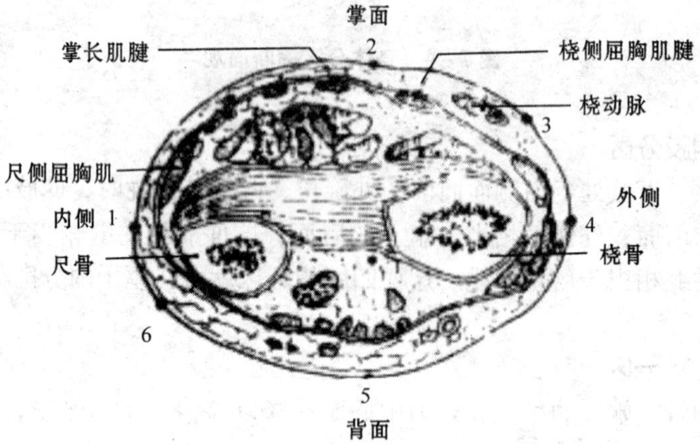

图 7－6 右侧腕部横断面，示腕部进针点与深层解剖关系

1. 上 1

【位置】在小指侧的尺骨缘与尺侧屈腕腱的凹陷处。医者用左手拇指端内侧缘摸到尺骨缘后，向掌心侧轻推，点的位置在骨缘和肌腱缘之中间的最凹陷处。此点最常用，除用于上 1 区病症外，还用于不能定位的一类病症。

【适应证】前额部、目疾、鼻疾、面神经炎、前牙肿痛、咽喉肿痛、咳喘、胃脘痛、心悸、眩晕、盗汗、失眠、郁证、癫痫等。

2. 上 2

【位置】在腕掌侧面的中央，掌长肌腱与桡侧腕屈肌腱中间，即内关穴。突起的肌腱不宜看清时，嘱病人紧握拳，此时即可摸清突起的两条肌腱。针刺时要注意避开血管，必要时针刺点在两肌腱之间适当上移，针刺方向也要循腱之间隔略有偏斜。

【适应证】治疗上 2 区病症，如颌下肿痛、胸闷、胸痛、回乳、哮喘等。

3. 上 3

【位置】靠桡动脉外侧，距桡骨缘 1 cm，或在桡骨缘和桡动脉中间。此点较少用。

【适应证】治疗上 3 区病症，如高血压、胸痛等。

4. 上 4

【位置】手掌向内，在拇指侧的桡骨内外两缘中间。病人手的掌面向内竖放。医者用双手食指夹桡骨的内外两侧，针刺点位置在其中间。此处若有较粗血管，点的位置要适当上移。

【适应证】治疗上 4 区病症，如头顶痛、耳疾、颞下颌关节炎、肩周炎、胸痛等。

5. 上 5

【位置】腕背的中央，即外关穴。

【适应证】治疗上 5 区病症，如后颞部痛、肩周炎、上肢麻木、痹证、上肢运动障碍、肘关节痛、腕和指关节痛等。

6. 上 6

【位置】距小指侧尺骨缘 1 cm。此处因有隆起的尺骨小头，故针刺点也要适当上移。

【适应证】治疗上 6 区病症，如后头痛、枕项痛、脊柱（颈胸段）痛。

二、踝部

踝部进针点共有 6 个。约在内、外踝最高点上三横指（相当于悬钟、三阴交）一圈处，从跟腱内侧起向前转到外侧跟腱依次为 下 1 、下 2 、下 3 、下 4 、下 5 、下 6 。各点位置和皮下结构关系如图 7－7、图 7－8 所示。

1. 下 1

【位置】靠跟腱内缘。病人仰卧，足处外展位置。医者用左手拇指端内侧缘由踝部中央向跟腱方向触摸，触及跟腱内缘处。或置拇指的指掌关节于内踝上，拇指以 45°朝向跟腱，指端触及跟腱之内缘处。

【适应证】治疗下 1 区病症，如上腹部胀痛、脐周痛、痛经、白带多、遗尿、阴部瘙痒症、足跟痛等。

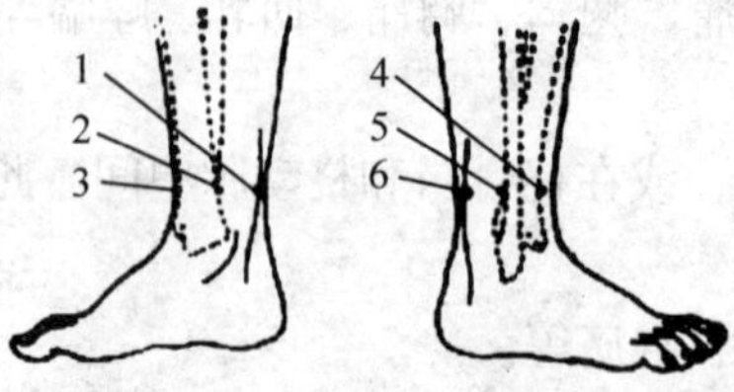

图7-7 踝部进针点位置

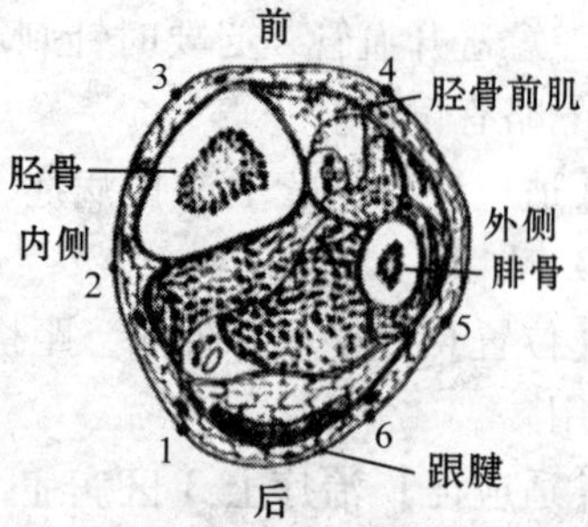

图7-8 右侧踝部横断面，示踝部进针点与深层解剖关系

2. 下2

【位置】在内侧面中央，靠胫骨后缘。病人足处外展位。医者用拇指端由跟腱向踝部中央触摸，触及骨之内缘处。

【适应证】肝区痛、侧腹痛、腹股沟淋巴结痛、大腿内侧痛、膝内侧痛、内踝关节痛等。

3. 下3

【位置】胫骨前缘向内1 cm处。病人足趾朝上处正前方，医者用拇指端触及胫骨前嵴，向内侧1 cm处。

【适应证】治疗下3区病症，如髋关节痛、踝关节扭伤等。

4. 下4

【位置】胫骨前缘与腓骨前缘的中点。病人足趾朝上处正前方，医者用双手拇指端摸准胫骨前嵴和腓骨前缘，针刺点处在嵴和缘之间的正中。

【适应证】治疗下4区病症，如股四头肌部痛、膝关节炎、下肢痿痹症、下肢瘫痪、趾关节痛。

5. 下5

【位置】在外侧面中央，靠腓骨后缘，在骨缘和腓骨长肌腱间浅沟处。病人侧卧，使受针刺的踝外侧面朝上，医者用左手拇指端摸外踝后侧，沿腓骨后缘而上，针刺点在骨之后缘与临近肌腱所形成的狭窄浅沟处正中。

【适应证】治疗下5区病症，如髋关节痛、踝关节扭伤等。

6. 下6

【位置】靠跟腱外缘。病人俯卧，医者用左手轻托受针刺的踝部使之向上，用拇指端触及跟腱外缘，针刺点在紧靠外缘处。

【适应证】治疗下6区病症，如急性腰扭伤、腰肌劳损、骶髂关节痛、坐骨神经痛、腓肠肌痉挛、脚前掌趾痛等。

第四节　操作方法

腕踝针要求对病症的定位要准确。针刺点选择到位，是针刺获得疗效的前提。针刺法是三个治疗步骤中的关键，针刺不合要求也不能达到疗效的最佳状态。在腕、踝各点的针刺要求都一样：①针沿皮下浅刺；②除针尖刺过皮肤时可有轻微刺痛外，针刺入皮下不要求出现酸、麻、胀、重等感觉，也要求原来症状部位不出现麻木、沉重、闷、心区不适、疼痛症状向旁转移等新的感觉；③针刺入后，原有疼痛及压痛症状完全或基本消失；④针刺期间肢体活动不受影响。这种针刺方法独具特殊性，有多方面的要求。

一、针刺前准备

1. 针具

为使针能刺进皮下且便于操作，针的硬度粗细和长度十分重要，通常采用30～32号4 cm不锈钢毫针。儿童用2.5 cm毫针。

2. 病人体位

针腕部时取坐位，针踝部时最好取仰卧位、侧卧位或俯卧位。针刺部位的肌肉要尽量放松。

3. 针刺方向

腕踝针要沿皮下表浅刺针，因此就有针刺方向问题，针刺方向通常朝向病症所在一端，即病症在针刺部位以上时，针朝向心端；若病症在手足部位，如腕关节或踝关节痛，手背或足部痛，针朝离心端，这时针刺点位置要向向心端移位，以免针尖刺至关节。针刺前应考虑到这些问题。

4. 进针点位置

一般按针刺点定位方法，但以下情况要根据针刺局部情况及针刺方向进行定位：

（1）针尖刺入皮肤处刺痛显著。

（2）针要刺过的皮下有较粗静脉、瘢痕、伤口。

（3）针刺下端有骨粗隆不便刺针。

（4）针刺方向要朝离心端。

在以上情况下，针刺点都要沿纵轴朝向心端方向移位，但勿向两旁移位，即针刺点位置虽移动，但定位方法不变。

5. 消毒

用75%酒精棉球擦净进针点周围皮肤并消毒。皮肤的消毒区域应较大，以免针体卧倒贴近皮肤时受污染。已消毒的针体勿再接触手指。

二、进针方法

对初次接受针疗的病人，不论以往是否用其他针刺法进行过治疗，针刺前都要说明本针刺疗法特点。大意是：这是一种皮下针刺法，与别种针刺法不同，除针尖刺入皮肤时可能出现轻微刺痛外，针刺进时要求没有酸、麻、胀、重、痛感觉，如有出现要立即说明，以便纠正。

1. 持针手势

持针时不要用手指接触已消毒的针体，可用三指夹住针柄，拇指关节微屈，指端置于针柄下，食指和中指端节中部在针柄上，无名指在中指下夹住针柄，小指在无名指下。

2. 针尖过皮

为使针刺入皮下尽可能表浅，针尖刺入皮肤的角度很重要，最合适的角度为30°（见图7－9）。将持针手的小指抵住皮肤表面，恰能使针达到所需角度。角度若过小，针易刺入皮内不易进入皮下，病人感到疼痛；角度若过大，针易刺入肌膜下至肌层显得过深，影响疗效。针刺时要保持针体正直，不能用力推针以致针体弯曲向下影响角度。为使针尖较易刺透皮层，可用左手拇指按在针下方拉紧皮肤，右手拇指端快速轻旋针柄（转动不超过180°），食指和中指保持不动，使针尖刺入皮内时摆动幅度不致过大。这样，针尖容易通过皮层也可减少疼痛。针尖刺入皮层达到皮下的标志有以下三种：

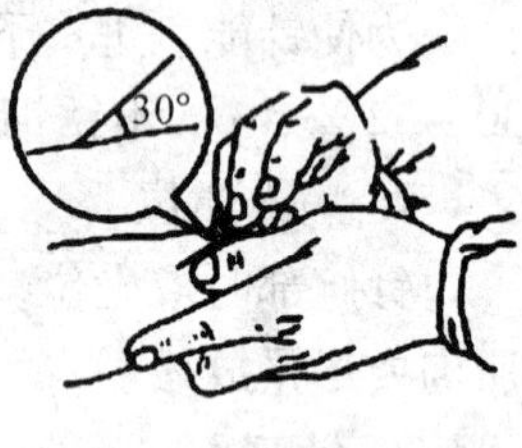

图7－9　针尖刺入皮肤时手势示意图

（1）针尖阻力由紧转松。

（2）针尖刺入皮层时病人常有刺痛感，刺过皮层痛感消失。

（3）放开持针手指，针自然垂倒贴近皮肤表面，针尖将皮肤挑起一小皮丘，此时将针沿皮下轻推，手指不感有阻力，表示针尖已刺入皮下。若针垂倒不能贴近皮肤且形成角度，表示针刺入过深，超过肌膜进入肌层，要将针稍退出，待达到针能卧倒要求后再刺入。

以上三种标志中，（3）最重要。

3. 针刺进皮下

针尖刺过皮层后，将针循纵轴沿皮下尽可能沿表浅缓慢推进，要感到进针疏松没有阻力，表层皮肤不随针移动或出现皱纹，不必捻转针。若病人诉说有酸、麻、胀、重、痛感觉，或出现在针刺局部，或在原有症状部位出现沉重、麻木、疼痛转移、胸前闷等新的感觉，均表示针刺较深，要将针稍退，待这些感觉消失后，将针尖沿皮下更表浅刺入。在针刺点1或6进针时，由于腕和踝部上端较下端粗，为保证针刺在皮下，要使针刺入方向与腕和踝内缘平行，不然易刺入肌层。针刺进皮下的长度一般为38 mm（见图7－10），有的病人可能在未刺入到此长度时症状已消失，也可能症状尚无变化。若将针推进到40 mm，症状可能消失。所以针刺进皮下的长度也应因人而异，并非固定不变。

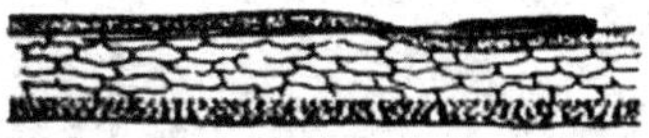

图7－10　针体紧贴真皮下示意图

腕部和踝部各针刺点在针刺时的位置及进针后针的位置如图7－11、图7－12所示。

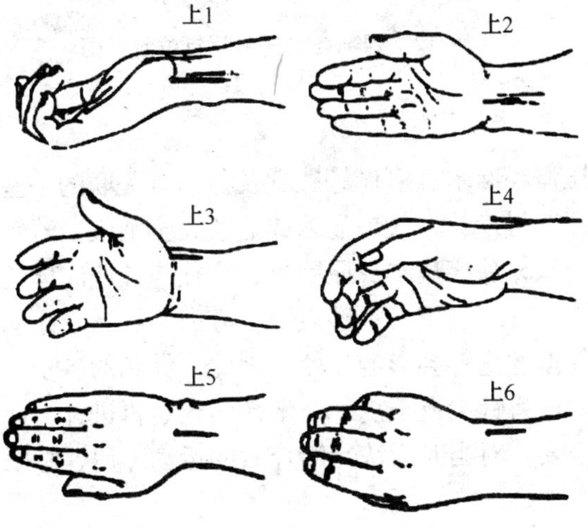

图7－11　腕部各点进针后针位示意图

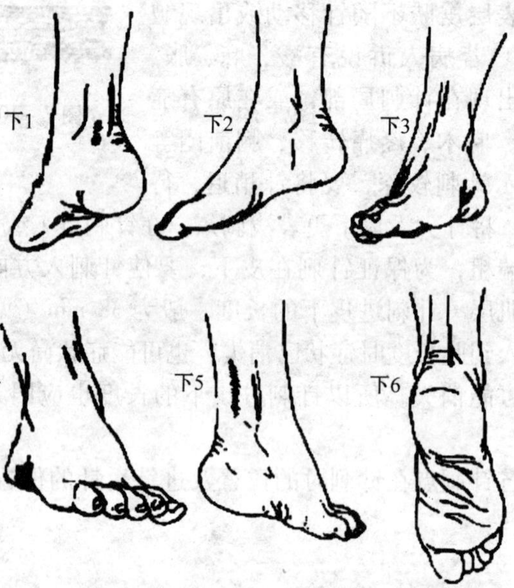

图7－12　踝部各点进针后针位示意图

三、调针

对如疼痛、压痛、麻木、瘙痒等感觉及与痛有关联的一些感觉症状，在一次治疗中常能立即获得疗效，效果显著或症状完全消失。若针刺后感觉症状未能改变或改变不明显，除疾病本身原因外，往往与针刺时体位不正、针刺点位置在区内不够居中、针刺进皮下不够表浅、方向不够正直、刺入长度不适当等因素有关，有时仅差丝毫都会影响疗效，因此，针刺的各步骤都要注意。如属针刺方法问题，要先将针尖退至皮下，酌情纠正后再进针，此为调针。调针是重要步骤，但非必要。对当时无法判断疗效的运动障碍、睡眠障碍、精神症状等，无须调针。

四、留针

有些症状如顽固性疼痛、头昏、麻木、哮喘、精神症状等在针刺入后留针过程中才缓慢显示疗效，故针刺入后不论反应快或慢都应留针，使针的刺激持续保持，促使病态机能逐渐恢复。但留针时间不宜过长，以免多次长时间留针刺激发生组织排斥反应而结疤，影响以后治疗的灵敏度。留针时间一般为半小时，也可根据病情，如在病人急性期、病期长、症状严重，可适当延长留针时间至1～2小时，但最长不超过24小时，症状好转后即缩短留针时间。留针期间不作捻针等加强刺激，以尽量减少针刺对组织损害为前提。若有疼痛的病人，当针刺入及调针后疼痛消除，留针期间疼痛又出现，可能是由于肢体活动使针自动稍退出有关，此时将针推进，症状即消失。

五、拔针

用消毒干棉球压住针刺部位，迅速拔针，按压要稍久，防止皮下出血，在肯定无出血后才让病人离开。

第五节　临床应用

一、身体各区及针刺点和主治病症

身体各区及针刺点和主治病症见表 7－1。

表 7－1

身体各区及针刺点	主治病症
上 1	前额痛、眼睑肌痉挛、结膜炎、眼球胀痛、视力障碍、鼻塞、流涕、三叉神经痛、面瘫、前牙痛、舌苔厚、舌痛、流涎、咽痛、扁桃体炎、感冒、胸前闷、顿咳、心悸、恶心、呕吐、厌食、失语、胸肋关节痛等 全身或不能定位病症：一侧或全身感觉麻木、全身皮肤瘙痒、寒战、潮热、多汗或无汗、睡眠障碍、精神障碍等
上 2	颞前痛、后牙痛、颌下淋巴结痛、乳腺炎、乳房痛、胸痛、哮喘、手心痛、掌侧指端麻痛等
上 3	耳前痛、腮腺肿痛、胸前侧壁痛等
上 4	头顶痛、耳痛、耳鸣、幻听、颞颌关节痛、肩关节前侧痛、胸侧壁痛、肘关节痛、拇指关节痛等
上 5	头昏、头晕、眩晕、颈背痛、晕厥、肩部酸痛、肩关节痛、上肢感觉和运动障碍、腕关节痛、手背及指关节痛等
上 6	颈、胸椎及椎旁痛、后头痛、肩关节后侧痛、小指关节痛、小指侧手背冻疮等

（续上表）

身体各区及针刺点	主治病症
下 1	胃区痛、胆囊部痛、脐周痛、下腹痛、遗尿、尿频、尿潴留、尿失禁、痛经、白带多、阴痒、膝窝内侧痛、腓肠肌内侧肌痛、足跟痛等
下 2	肝区痛、侧腹痛、腹股沟淋巴结痛、大腿内侧痛、膝内侧痛、内踝关节痛等
下 3	髌骨内侧部位痛、内侧楔骨突痛等
下 4	侧腰痛、大腿前侧肌酸痛、膝关节痛、下肢感觉及运动障碍、足背痛、趾关节痛等
下 5	腰背痛、臀中点痛、腿外侧痛、外踝关节痛等
下 6	腰椎及椎旁痛、沿坐骨神经痛、尾骶部痛、痔疮、便秘、膝窝外侧痛、脚前掌痛等

二、针刺点的选择

临床治疗时，针刺点的选择要有针对性，每选一个点要考虑其依据，点尽可能少，逐步熟悉各点的治疗效应。下列针刺点的选择是从实际工作中归纳的，供选点时参考。

（1）根据疾病的各个症状所在区选择编号相同的针刺点。

（2）以前后正中线为界，针刺点选在症状的同一侧。

（3）以横线为界，症状位于横线以上针腕部，位于横线以下针踝部。

（4）症状恰在中线位置不能定哪侧时，若位于横线以上针两侧上 1 或上 6，位于横线以下针两侧下 1 或下 6。

（5）症状虽位在中线，倘有其他症状可作定侧时，可先针一侧 1 或 6，视疗效决定是否再针另一侧。

（6）若多种症状同时存在时，要分析症状主次。若症状中有疼痛，以疼痛为主要症状，并尽可能找出压痛点，根据其所在区选取针刺点。针刺使压痛点消失后，若有其他症状未能消除，则另选针刺点。

（7）症状发生在身体一侧，例如脑卒中时瘫侧身体麻木，针麻木侧上 1。

（8）肢体有感觉或运动障碍，发生在上肢针上 5，在下肢针下 4。

（9）全身或不能定位病症，针两侧上 1。

在实际应用中，“区”和“点”可视作同一概念，定出症状所在区也就定出了针刺点。

三、治疗次数

视病情而定，急性重症病例可每日针 1 次，但不宜持续过久，因每次针刺一般都在相同部位，1 次针后局部组织因损伤易发生水肿，有时会出现疼痛，故应有间歇时间让其恢复。待病情有所缓解，宜延长间隔时间，一般可隔 1 ~ 2 日针 1 次，需多次治疗时，可以 10 次为一疗程。进展缓慢的病例酌情增加疗程，疗程间不必间隔。

四、禁忌证

一般无绝对禁忌证。妇女正常月经期、妊娠期在 3 个月以内者不宜针两侧下 1。

五、疗效表现方式

各病症治疗过程中疗效表现不一，疗效与疾病性质有关，与病期不一定有关。虽属同一类病症，疗效也并不一致，疗效常见表现方式大致有：

（1）经 1 次治疗，症状即消失。

（2）经几次治疗，症状逐次减轻至消失。

（3）每次针时症状消失，但拔针后不久又出现，继续治疗过程中症状波动，逐渐减轻至消失。

（4）初几次针时症状减轻，以后反而加重，继续治疗才逐渐好转。

（5）针时有短暂疗效，拔针后症状如故，虽多次治疗，无明显改变。

第六节　不良反应

临床不良反应主要有皮下出血及晕针。

一、皮下出血

腕和踝是活动较多的部位，又处于四肢末端，血液供应丰富，皮下静脉网多。皮下脂肪层薄者的较粗静脉血管尚能看清，针刺时应尽量避开，但脂肪层较厚者皮下血管多不易辨认，难免伤及血管，导致皮下出血。不过可以减少，方法有三种：

（1）选择针刺点位置时，要仔细观察针要通过的皮下有无较粗血管。

(2) 进针要缓慢，针尖若刺至血管必会出现疼痛，要立即退针或更换针刺点。

(3) 针刺进皮下，若发现针尖部缓慢隆起，表示已有出血，应立即拔针并按压止血。如已有皮下出血，要向病人说明以消除顾虑。

二、晕针

晕针虽属偶见，因其出现较迅速且有时表现严重，故应注意防范并及时处理，晕针易发于个别敏感病人，以青年女性较多，多在针腕部时出现。可发生于初次治疗时，也可发生于初次治疗之后；可发生于针刺当时，或调针连续多次时，也可发生于留针期间。以往对体针有过晕针病例，对腕踝针不一定发生，但也以慎重为宜，可卧床针刺。晕针的发生主要与椎基底动脉发生痉挛引起一时性脑干缺血有关，病人先感头晕、恶心、耳鸣、视力模糊或眼前发黑、面色变苍白、出冷汗，继而呼吸表浅、口唇紫绀、不能站立而倒地，处于休克状态。此时应立即拔针让病人平卧，解开衣领，注意血压变化。有时再针两侧上1能使晕针迅速解除。

第八章　醒脑开窍针刺法

第一节　概　述

一、概念

“醒脑开窍针刺法”是石学敏院士基于对中风病“窍闭神匿、神不导气”总病机的理解，于 1972 年确立的一种独特针法。它对配方组穴的进针方向、深度，以及采用的手法和刺激量均作出了明确的规定，并通过科学实验的验证，使该针法的操作更科学化、规范化，为提高临床疗效奠定了坚实的基础。

二、理论渊源

（一）针刺法则

其治则为“醒脑开窍、滋补肝肾为主，疏通经络为辅”。

（二）醒脑开窍的含义

1. “醒”

“醒”本意指睡眠状态的结束，与“睡”相对，其引申义有：

（1）“清醒”：指思维意识的正常状态。

（2）“苏醒”：指思维意识由昏聩、朦胧逐渐转为清醒状态。

（3）“复苏”：指曾经一度受抑、受损、受挫的功能活动的重新恢复。

醒脑开窍法的“醒”字主要是指“复苏”。

2. “脑”

中医学所论述的脑，是奇恒之腑之一，是人体重要的脏腑结构之一。其功能特点如下：

（1）为元神之府。“元”通“原”，有本始、起始之义。

元神，指本始的神气，也即人体与生俱来的神气。“府”即处所。“元神之府”指脑是贮纳人体与生俱来的神气的处所。人体的本能活动，如吮吸、哭笑、各种感觉等，即元神之所为。

（2）为髓之海。《灵枢·海论》载：“脑为髓之海，其输上在于其盖，下在风府。”很明确地指出了脑的解剖位置。功能上指出：“髓海有余，则轻功多力，自过其度；髓海不足，则脑转耳鸣，胫酸眩晕，目无所见，懈怠安卧。”说明脑与身体的运动机能、感觉功能及视、听、平衡等器官有重要关系。

脑髓的形成是以人体先天之精为物质基础的。《灵枢·经脉》说：“人始生，. 先成精，精成而脑髓生。”

（3）为神明之体。明代著名医家汪昂指出：“人之记性，皆在脑中……凡人外见一物，必有一形影留于脑。”清代医家王清任更明确指出：“灵机记性在脑。”清代王士雄说：“脑为主宰觉悟动作之司，一身之灵在脑。”这些论述继承了李时珍倡导的脑为元神之府之说，而且大胆直言脑在人体生命活动中的特殊地位，这对于继往中医一直认为的“心主神明”之说，不能不说是一个冲击、一个进步。近代临床医家张锡纯为了弥合脑、心与神明之争，巧妙提出：“盖神明之体藏于脑，神明之用发于心。”尽管曲折迂回，但还是承认了脑为神明之体，即脑是精神意识思维活动的物质基础。

明、清以后，很多中医学家越来越多地肯定了脑在人体生理、病理方面的重要作用。我们认为应该充分肯定中医脏腑学说中的这一重大发展，继承关于脑的理论，并进一步提高、完善其学说。

由于脑与神的密切关系，所以“醒脑”亦可称为“醒神”。

3. “开”

“开”有启闭、开发之意。

4. “窍”

《内经》中“窍”有二义：其一如《素问·至真要大论》言：“窍泻无度”；《素问·阴阳应象大论》所言：“清阳出上窍，浊阴出下窍”等。此窍，皆指“孔窍”而言，如口鼻、前后阴等。其二多为后世医论中如“心窍”、“脑窍”、“神窍”，有“通路”、“关口”之义。多指人体中具有重要作用的脑、心、肺、神的通路，用以说明其传导、支配作用通畅与否。

“醒脑”包括醒神、调神之双重含义，醒神调神为“使”，启闭开窍为“用”。对于中风病，无论昏迷与否，皆可运用“醒脑开窍”而治之；而“滋补肝肾”则是针对肝肾亏损这一最常见、最重要的证型基础而设；另外，脑窍闭塞、瘫痪之后，患侧肢体活动受限，必然导致气血运行不畅、经络阻滞，“疏通经络”可运行气血，促进肢体功能的恢复。

总之，醒脑开窍法从字词含义理解，是指通过针刺以复苏人体脑窍及其所连属组织的受抑、受损、受挫的功能，开发、恢复脑所具有的主宰传导、联络和支配功能的一种针刺治疗方法。

醒法是一个针刺大法。它的理论源于《内经》，汲取古代医家之精华，是经过长期临床实践，不断总结、不断完善而来的。

醒法由三个部分构成：其一是由若干特定腧穴的有机组合而形成的严格的“处方”（方穴）；其二是方穴刺法具有科学的手法量学标准；其三是有规范的腧穴加减应用。这三个部分共同构成醒脑开窍法。

三、作用原理

1. 针刺法则的确立原则

石学敏院士等通过对中风病因病机的深刻分析，认为形成中风病的总病机是“窍闭神匿、神不导气”，因此，无论何种证型的中风，其病因病机发展最终都要经历这一总病机，方可形成中风病。可见，“窍闭神匿、神不导气”是中风的根本病理基础和关键环节，那么，从辨证论治的角度看，确定这一关键环节，是治疗中风病的关键，故石学敏院士等确立“醒脑开窍”这一首要治则。同时石学敏院士等在认识病因病机发展过程中充分注意到，虽然其起病突然、发病迅速，但其病理基础的形成绝非一朝一夕之变故，而是长期起居失宜、情志不调、饮食不节、劳逸无度而造成下焦肝肾亏虚，阴阳失调，在此基础上，故或有积损正衰，或有阴虚阳亢，并进一步发展至窍闭神匿、神不导气而成中风。因此，从辨证论治的观点出发，石学敏院士等又十分注重肝肾亏损这一最常见、最重要的证型基础，从而确立了“滋补肝肾”这一治则。另外，通过对中风病临床症状的分析，虽然中风病之半身不遂并非外邪直接侵袭半侧肢体而为，但脑窍闭塞或昏仆或瘫痪后，患侧肢体功能活动受限，必然导致气血运行不畅，经络阻滞。因此，为了加快患者复苏和肢体功能恢复，还应当同时确立“疏通经络”的治则。由上所述，根据辨证论治与辨病论治相结合的原则，石学敏院士等确立了中风病的治疗法则，即“醒脑开窍、滋补肝肾为主，疏通经络为辅”。

2. 针刺腧穴的选择原则

传统治疗中风多遵循祛风活络之法，明显受外风致病说及治痿独取阳明理论的影响，选穴以阳经穴为主，特别是多气多血之阳明经，选用肩髃、曲池、合谷、环跳、绝骨、解溪、足三里等穴。而石学敏院士等在取穴配方上根据新的针刺治疗法则及中风病病情重、并发症多、病程长、病位深的特点，选择有开窍启闭作用的腧穴，即以阴经穴为主，阳经穴为辅，改变了过去常规取穴，选用内关、人中、三阴交为主穴，极泉、尺泽、委中等为副穴的配方，并随症加减。

3. 针刺手法的确定原则

“虚则补之，实则泻之”是中医治疗大法，也是针刺手法的基本原则。由于针刺治疗的特殊性，同一选穴配方的进针方向、深度及施术手法的不同，其针刺效应也有差异。历代医家在漫长的临床实践中，不断总结创立了很多古典的针刺手法及形成了对穴位深浅、方向的具体要求，大多数至今仍为针灸临床沿用，但是，应当看到，由于历史条件的限制和各种因素的影响，有些内容还不尽完善。石学敏院士等通过对中风病之特点、所选腧穴的特异性的分析和临床实践的不断探索，对这一针刺疗法的穴位，在进针方向、针刺深度和施术手法等方面作了重大创新，使之操作严格规范，有相应量学指标，临床可重复性极强。这样有补有泻、补泻兼施，可收标本兼顾之效而明显提高临床疗效。

这种以“醒脑开窍、滋补肝肾为主，疏通经络为辅”的治疗法则，具有科学的针刺配方和手法量学操作，主要用于治疗中风病的针刺大法，简称“醒脑开窍针刺法”。它是 1972 年由石学敏院士首先提出和创立的，经过 20 多年从临床实践到基础实验，以及多层次、多方位、多角度的验证，完善发展而成为一整套科学的、系统的、规范的以治疗中风病为主的针刺方法。

值得强调的是，醒脑包括醒神、调神的含义。而“醒脑开窍”即“醒神开窍”，之所以不以“醒神开窍”名之，主要是因为“神”由脑所主，由脑所藏，命名为“醒脑开窍”，即在醒神的基础上增加了定位的含义，避免了传统认为“心主神明”而带来的干扰，故谓之“醒脑开窍针刺法”。

四、特色

1. 开创了中风病因、病机及治则的第三阶段

中医治疗中风的发展经历了数千年，有文字记载的就有两千余年，但对中风的病因、病机及治则大体只经历了两个阶段。

第一阶段以唐宋以前的“外风”学说为主。《内经·灵枢》认为真气不足而邪气独留。《金匮要略》亦认为经络空虚，风邪乘虚入中。尽管将中风分为中经络、中脏腑等不同的类型，但治则上还是以疏风祛邪、扶助正气为主。

第二阶段以唐宋以后的“内风”学说为主。这在中风的病因学说上可以说是一大转折。不论是刘河间的“心火暴甚”，或是李东垣的“正气自虚”，还是朱丹溪的“痰湿生热”，最终都引动了“内风”，正如清代叶天士总结的“精血衰耗，水不涵木……肝阳偏亢，内风时起”。治则上当然是以滋阴熄风，补阴潜阳为主。尽管到了晚清和近代，有些医家如张伯龙、张山雷、张寿甫等也提出过中风的发病与肝阳化风、气血并逆、直冲犯脑有关，但限于当时的历史条件，均未能完整、系统地进行描述。

石学敏院士等总结了前人的经验，结合现代医学知识，经过了长期大量的临床观察后认为“主不明则十二官危”，中风病之所以出现神志、肢体等障碍

的主要病理机理是窍闭神匿、神不导气。《灵枢·本神第八》云:“凡刺之法,先必本于神。”醒脑开窍针刺法就是立足于“醒神”、“调神”。从中医治疗中风历史发展来看,如果说“风”、“痰”学说是第一、二阶段的主流,那么立足于“醒神”、“调神”的醒脑开窍针刺法则开创了中医治疗中风的第三阶段。

2. 选穴配方上的创新

因《素问·痿论》有“治痿独取阳明”之说,故针灸治疗中风偏瘫历来以阳经穴为主,如肩髃、曲池、外关、环跳、足三里、解溪、昆仑等穴。石学敏院士等认为,所谓“独取阳明”,是指对痿证中的部分病人采用补益后天的治疗原则,而非单取阳明经而言。据此,醒脑开窍针刺法大胆地破除了多年的常规,改变了历代沿用的以阳经为主的选穴配方原则,而以阴经穴为主,选用了内关、人中、三阴交、极泉、尺泽、委中等阴经穴。

3. 针刺操作上手法的创新

众所周知,针刺手法是针灸治疗学中重要的组成部分,与临床效果直接相关。

所谓针刺手法应该包括进针方向、针刺深度、具体手法种类的选择、施手法的时间、留针时间的长短等诸多内容。其中的任一内容操作不合理都会影响针刺的治疗效果。尤其值得提出的是关于手法“量学”的概念,醒脑开窍针刺法治疗中风病,除了注意治疗大法、选穴配方外,还对针刺操作上的手法量学提出了其特殊的要求和规定,从而达到了醒脑开窍针法的可操作性、可重复性及其科学性。有其科学的规范,也是醒脑开窍针刺法的特点之一。

4. 醒脑开窍法与传统针灸治疗中风病的比较

(1)位置不同:传统针灸取四肢外侧阳明经和胆经穴位为主;醒脑开窍以四肢内侧阴经穴位和督脉穴位为主。

(2)功效不同:传统针灸以行气活血、疏通经络为主;醒脑开窍以醒神、调神,滋补肝肾为主。

(3)醒神穴位取用时间不同:传统针灸是在中脏腑闭证时,予醒神治疗;醒脑开窍法则在中风全过程,中经络、中脏腑均用醒神治疗。传统针灸在中脏腑闭证神志不清时也用人中等醒神穴位急救,但一旦苏醒,就停止用这一类穴位。醒脑开窍法认为中风是“窍闭神匿、神不导气”,神不仅指精神、意识、思维活动,还包括五脏六腑和肢体功能。针灸醒神治疗,不仅要苏醒神志,还要恢复脏腑和肢体功能,所以在脏腑、肢体功能恢复以前都要用醒神治疗,故醒脑开窍法可用于中风全过程(急性期、恢复期和后遗症期)。中经络并不是痰瘀直接闭阻半侧肢体,主要病灶在脑,中经络也应该用醒神、调神的方法来恢复脏腑和肢体的功能,所以中经络、中脏腑都可用醒脑开窍治疗。

第二节　穴位、主方组成和针刺方法

醒脑开窍针刺法之所以有效的重要原因之一，是它有严格的组方原则，尤其在操作上有着特殊的规定。临床应用有两组主方，分别介绍如下：

一、主方一

1. 腧穴组成

（1）主穴：双侧内关、人中、患侧三阴交。

内关：前臂掌侧，当曲泽与大陵的连线上，腕横纹上 2 寸，掌长肌腱与桡侧腕屈肌腱之间（见图 8－1）。

人中：在面部，当人中沟的上 1/3 与中 1/3 交点处（见图 8－2）。

三阴交：在小腿内侧，当足内踝尖上 3 寸，胫骨内侧缘的后方见（图 8－3）。

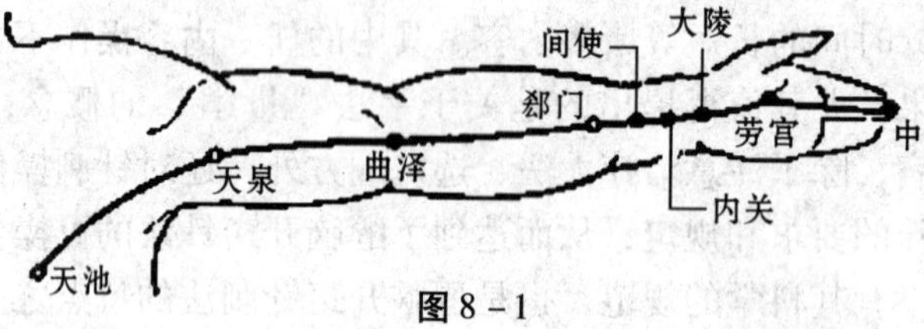

图 8－1

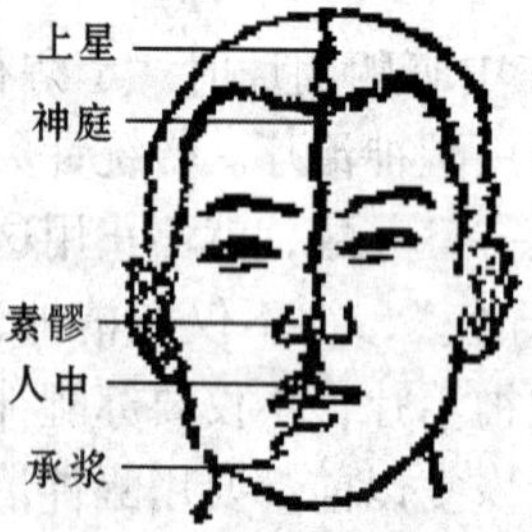

图 8－2

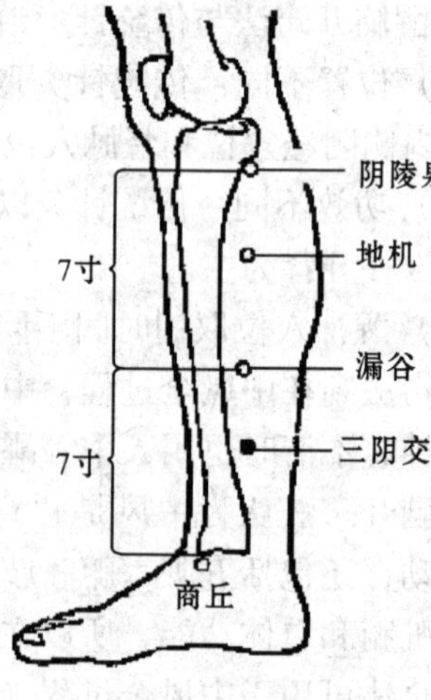

图 8－3

（2）副穴：患侧极泉、患侧尺泽、患侧委中。

极泉：在腋窝顶点，腋动脉搏动处（见图8－4）。

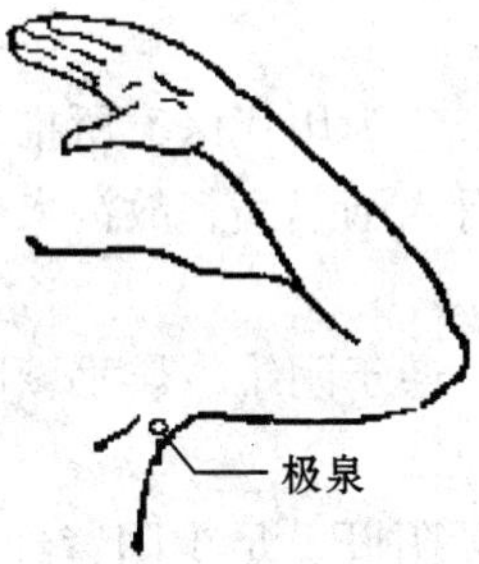

图8－4

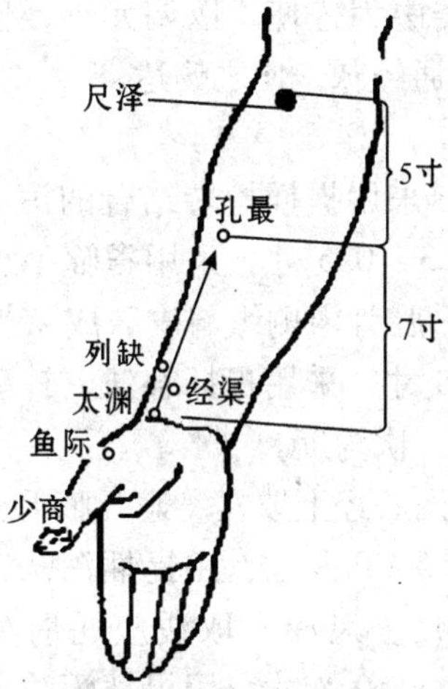

图8－5

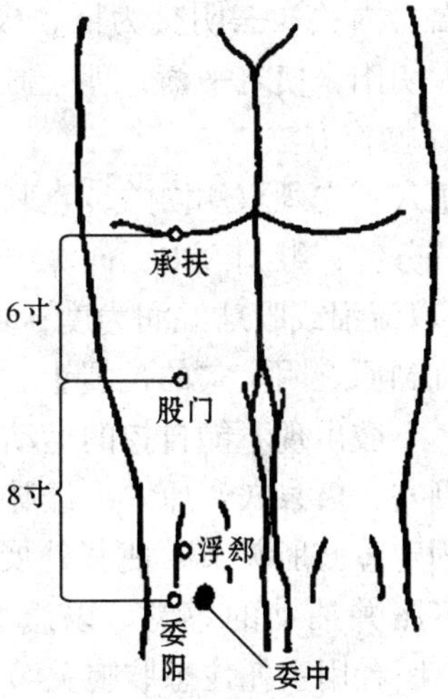

图8－6

尺泽：在肘横纹中，肱二头肌腱桡侧凹陷处（见图8－5）。

委中：在腘横纹中点，当股二头肌腱与半腱肌腱之间（见图8－6）。

（3）配穴：根据合并症的不同，配以不同的穴位。

①吞咽障碍：双侧风池、双侧翳风、双侧完骨。

风池：在项部，当枕骨之下，与风府相平，胸锁乳突肌与斜方肌上端之间的凹陷处。

翳风：在耳垂后方，当乳突与下颌角之间的凹陷处。

完骨：在头部，当耳后乳突的后下方的凹陷处。

②眩晕：双侧天柱。

天柱：在项部，斜方肌外缘之后发迹凹陷处，当后发迹正中旁开约1.3寸。

（4）方义。

人中作为醒脑急救之要穴，为历代医家所推崇，它为督脉、手足阴阳经之交会穴。督脉起于胞中，上行入脑达巅，故泻人中可调督脉、开窍启闭，健脑安神。

内关为八脉交会穴之一，通于阴维，属手厥阴心包经之络穴，具有养心安神、通调气血之功。

三阴交系足太阴脾、足厥阴肝、足少阴肾经之交会，可补三阴、益脑髓、调气血、安神志。

极泉、尺泽、委中可疏通经络，运行气血，改善肢体运动功能。其中，人中为君，内关、三阴交为臣，极泉、尺泽、委中为佐使，以调元神，使之达明；顺阴阳，使之平衡；理气血，使之冲和；通经脉，使之畅达。

2. 操作方法

主穴：先刺双侧内关，直刺0.5~1.0寸，采用提插捻转结合的泻法，施手法一分钟；继刺人中，向鼻中隔方向斜刺0.3~0.5寸，采用雀啄手法（泻法），以流泪或眼球湿润为度；再刺三阴交，沿胫骨内侧缘与皮肤成45°斜刺，针尖刺到原三阴交穴的位置上，进针0.5~1.0寸，采用提插补法，针感传到足趾，下肢出现不能自控的运动，以患肢抽动三次为度。

副穴：极泉穴，原穴沿经脉方向下移2寸的心经上取穴，避开腋毛，医者用手固定患肢肘关节，使其外展，直刺进针0.5~0.8寸，用提插泻法，患者有手麻胀并抽动的感觉，以患肢抽动三次为度。尺泽穴取法应屈肘为内角120°，医者用手托住患肢腕关节，直刺进针0.5~0.8寸，用提插泻法，针感从肘关节传到手指或手动外旋，以手动三次为度。委中穴，仰卧位抬起患肢踝关节，以医者肘部顶住患肢膝关节刺入穴位后，针尖向外15°，进针1.0~1.5寸，用提插泻法，以下肢抽动三次为度。

二、主方二

在长期大量的中风病临床工作中，石学敏院士等发现如果每日针刺内关、人中穴，时间过久，随着病情的好转，病人意识、运动及感觉功能的恢复，有些病人可能因为疼痛而拒绝再继续针刺内关、人中穴；同时如果针刺次数过多，上述两穴的皮肤、肌肉组织增生，局部变红变硬，更加重针刺时的疼痛，也影响施针。于是石学敏院士又提出了第二组主方，主要作为主方一的替换穴位使用。比较而言，主方二更多用于中风病的恢复期、后遗症期及非器质性的心悸、疼痛、遗尿、阳痿及遗精等症。

1. 腧穴组成

主穴：上星、百会、印堂、双侧内关、患侧三阴交。

上星：在头部，当前发际正中直上1寸（见图8－7）。

百会：在头部，当前发际正中之上5寸（两耳间连线的中点处）（见图8－7）。

印堂：在额部，当两眉头之间（见图8－8）。

内关：前臂掌侧，当曲泽穴与大陵穴的连线上，腕横纹上2寸，掌长肌腱与桡侧腕屈肌腱之间。

三阴交：内踝直上3寸，胫骨内侧面后缘。

副穴及配穴同主方一。

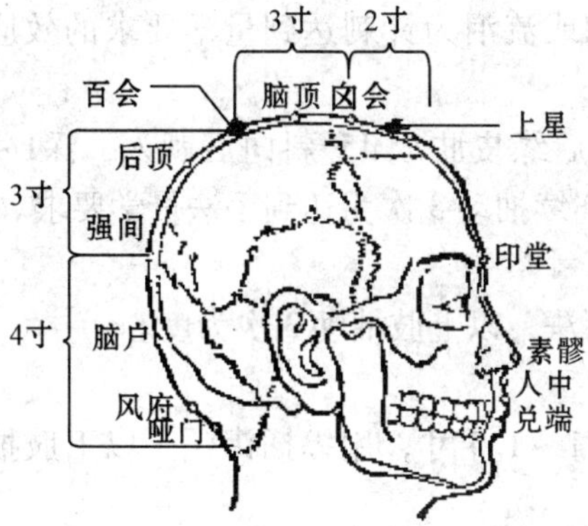

图8－7

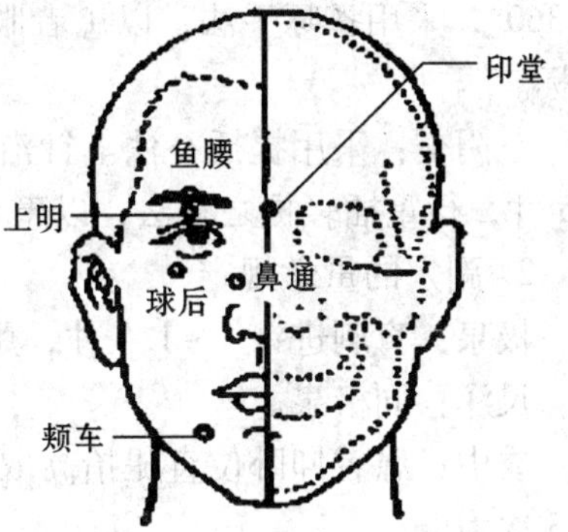

图8－8

2. 方义

印堂为经外奇穴，属于头面，位于督脉循行线上，具有醒神清窍之功能。中医认为人头形圆象天，上星穴居头上，如星在天而得名，与百会穴同属督脉，百会穴在头的巅顶部，是足三阳经、肝经、督脉等多经之交会部位。督脉循行入脑，上巅与肝经相会，且督脉与任脉相接与冲脉同出一源，故针上星透百会可调阴阳、平肝熄风、填精补髓、益气养血、醒神开窍。

3. 操作方法

主穴：先刺印堂穴，刺入皮下后使针直立，采用轻雀啄手法（泻法），以流泪或眼球湿润为度。继之，选3寸毫针由上星穴刺入，沿皮刺至百会穴后，针柄旋转 90°，转速为 120～160 次/分钟，行手法 1 分钟。

内关穴、三阴交穴及副穴、配穴手法同主方一。

三、醒脑开窍针法的量学规定

本针法主要应用捻转、提插和雀啄手法，所有手法操作均对最佳的刺激量和患者气至病所的客观反应进行了规范和量学的规定：

1. 主穴的量学规定

内关：采用捻转和提插相结合的泻法。针深 1.0～1.5 寸，得气后施捻转提插泻法，即左右手分别持患者左侧和右侧的针柄，左手拇、食指呈顺时针捻转（此时拇指所施作用力的方向为离心），右手拇、食指呈逆时针方向捻转（此时拇指所施作用力的方向为离心），并配合提插泻法。捻转的角度大于 180°，频率为 50～60 转/分钟。手法持续操作 1～3 分钟。

人中：用雀啄手法。向鼻中隔方向斜刺 0.3～0.5 寸，将针向一个方向捻转 360°，采用雀啄手法，以患者眼球湿润或流泪为针刺达到量学要求的效应指标。

三阴交：采用提插补法。针沿与胫骨后缘皮肤成 45°斜向后刺入，深1～1.5 寸，行重插轻提之补法，以患者下肢连续抽动 3 次为达到手法量学要求。

2. 副穴的量学规定

极泉：直刺进针 1～1.5 寸，用提插泻法，以上肢抽动 3 次为度。

尺泽：同极泉。

委中：患者仰卧位直腿抬高取穴，深 1～1.5 寸，用提插泻法，以下肢抽动 3 次为度。

3. 配穴的量学规定

假性球麻痹：风池针向结喉，进针 2～2.5 寸，采用小幅度（小于 90°）、高频率（大于 120 转/分钟）的捻转补法 1～3 分钟。翳风、完骨的操作同风池。

手指握固：合谷针向三间，进针 1～1.5 寸，采用提插泻法，以食指抽动为度。

以上介绍的是醒脑开窍针刺法操作的具体量学要求。蓄积治疗为 2 次/日，10 次为一疗程，一般需要治疗 3～4 个疗程。

第三节　注意事项

醒脑开窍可以用于中风急性期、恢复期和后遗症期，宜早期应用。醒脑开窍法可单独应用，也常配合头针和传统针法共同运用，在运用过程中应注意以下几个方面：

一、早期应用

中风早期特别是在弛缓型瘫痪时效果较好，在肌力低下，如肌力在0、1、2级情况下运用，要求肢体有抽动感，肌力提高较快。但当肌力恢复到一定程度，不要求肢体有抽动感。在临床也发现有些一直用传统针法治疗而肢体功能恢复不理想的患者，加用醒脑开窍法行针让肢体有抽动感，肢体功能恢复有较明显的效果。

二、恢复期应用

恢复期肢体强直，根据现代医学理论，要刺激痉挛优势侧穴位，故多用阴经穴位如三阴交、极泉、尺泽。如选用传统阳明经穴位手法要轻，电针强度也不宜过大。

三、后遗症期应用

后遗症期配合传统阳明经穴位治疗以补益气血。中风后遗症期一般都有不同程度的肢体功能萎缩，故要用阳明经穴位补益气血，或加用灸法，或用患肢阳明经排刺，以促进肌肉的再生。

【附】

醒脑开窍针刺法由石学敏院士发明，学术精髓包括以下几个方面：在病机上认为中风病的主要病理机制是“窍闭神匿，神不导气”，致元神无所附，肢无所用；在治疗上以醒脑开窍为大法；在处方上以阴经穴为主，选用人中、内关、三阴交为主穴，极泉、尺泽、委中为副穴；在手法操作上基于中风病“神窍匿闭”病机学说和“启闭开窍”针刺法，先刺双侧内关，直刺1.0～1.5寸，采用捻转提插泻法，施术1分钟；继刺人中，用雀啄手法，至流泪或眼球周围充满泪水为度；三阴交沿胫骨后缘进针，针尖向后斜刺与皮肤成45°进针1.0~1.5寸，采用提插补法，以患侧下肢抽动3次为度；辅穴极泉、委中、尺泽操作也以肢体抽动为度。

醒脑开窍针刺法治疗中风病取得了辉煌的成绩，形成了一套科学的、系统的、规范的治疗体系，在此基础上，石学敏院士进一步拓展了该针法的应用范围。醒脑开窍针法的根本在于调神，因而适用于各种失神的病症，如神机失调、心神失主、筋脉肢体失控的症调；情志不舒、气机郁滞、心神抑郁的郁证；气机突然逆乱、升降失常的厥证；心窍闭阻、心神郁逆的百合病；痹证、痿证、呃逆、胸痹等。该针法具有广泛的适用范围，证明该针法乃至针刺疗法具有强大的生命力和实用价值。

石学敏院士在继承前人选穴与配穴的基础上，结合现代医学识创立了中风病醒脑开窍针刺法处方。方中选用人中、内关、三阴交为主穴，极泉、尺泽、委中为副穴小配方，各穴所属脉与主治、功效密切联系，相得益彰。其中，“人中”正居督，为醒神急救之要穴；取“人中”为君穴，施以泻法，既可醒神窍启闭，还可振奋督脉之阳，借督脉与足太阳经及冲、任脉及心肾等脏腑的联系，发挥其调理脏腑气血的作用；“内关”为心胞经之络穴，又通阴维，系八脉交会穴之一，而“三阴交”为肝、脾、肾三阴经交会之所，取内关、三阴交为臣穴，既宁心调血，直接改善心脏功能，增加脑血氧供求需要，又可整肝、脾、肾三脏，使气机和顺，脑髓生化有源，全身机能改进而加速大脑生理功能的恢复；而极泉、尺泽、委中等为方中佐使，与君臣诸穴协调一致，使经络疏通、窍道通畅、元神明达、阴阳平衡、气血冲和，疗效更佳。

第九章　穴位埋线疗法

第一节　概　述

一、概念

穴位埋线疗法是针灸的延伸，它是将可被人体吸收的生物蛋白线（羊肠线）埋入穴位，通过蛋白线长时间持续地刺激穴位，以防治疾病的一种针灸疗法，又称“长效针感疗法”。

二、理论渊源

穴位埋线疗法形成于20世纪60年代中期。随着针灸疗法治疗小儿脊髓灰质炎的广泛临床应用，我国针灸工作者发现，一旦针灸针离开穴位后，对穴位的刺激就会随之消失，所以他们开始摸索一种针灸替代疗法，即选用一种能够在体内被缓慢吸收的物质（主要是羊肠线）埋藏于体内腧穴，让它长期刺激穴位。结果发现，采用此法治疗小儿脊髓灰质炎，埋线一次，治疗效应可持续1个月以上，大大减少了治疗次数，且疗效显著。所以穴位埋线疗法是一种长效针灸疗法，它弥补了针灸原有的扎针时间短、扎针次数多、疗效不持久、病愈后不易巩固的缺陷。直至70年代初，在各类中西医刊物中发表的十余篇有关穴位埋线的文章几乎都是治疗小儿脊髓灰质炎的报告。之后，有关穴位埋线的文章不断增加，其治疗范围也不断扩大，如穴位埋线治疗哮喘、胃炎、十二指肠溃疡、慢性肠炎、癫痫、中风偏瘫等40多种疾病，尤其对慢性、顽固性、免疫力低下性疾病疗效显著。

三、作用原理

穴位埋线疗法寓粗针透穴、放血、穴位注射、组织疗法于一体，具有“以线代针”的长效针感治疗效果，可避免长期针刺对局部的不良刺激和反应。它是经络理论与现代医学手段相结合的产物，它通过羊肠线在穴内的生理、物理作用及生物化学变化，产生刺激信息和能量，长期持续刺激穴位，以达到对穴位刺激的持续作用，提高穴位的兴奋性和传导性，具有止痛、解痉、调和气血、疏通经络、扶正祛邪、平衡阴阳、调节机体有关脏腑器官功能趋于平衡的作用，以达到良性、双向性调节效果。综观本法的整个治疗过程，认为此种疗法是一种融多种疗法（针刺、放血、埋针等）、多种效应（刺血、机体组织损伤的后作用、留针、组织疗法等）于一体的复合性治疗方法，对此疗法治疗的原理初步探讨如下：

1. 针刺效应

穴位埋线作为一种穴位刺激疗法，同样可起到针刺的作用，达到“通其经脉，调其气血”以治疗疾病的目的。埋线时，需用针具刺入穴内埋入羊肠线，此时可产生酸、麻、胀、重的感觉，同时产生针刺效应。由于埋线针具较毫针更粗大，其刺激感应也更为强烈，这与针刺产生的针感及传导是一致的。所以，在临床埋线时往往用针具拨、提、插以产生针感，来达到短期速效的作用，然后利用羊肠线的长期续效作用巩固，使疗效进一步提高。

2. 刺血效应

刺血是用针具刺破络脉，放出少量血液以治疗疾病的一种方法。《素问·调经论》说：“视其血络，刺其出血，无令恶血得人于经，以成其疾。”“血去则经随同矣”（《素问·三部九候论》王冰注）说明刺血有良好的治疗作用。临床埋线时往往会刺破穴处血络，致针眼处少量出血或渗血，有时瘀结皮下，这就产生了刺血效应。有人测定，刺血对微血管的血色、流变、瘀点、流速具有改善作用，同时证实刺血可缓解血管痉挛，改善微循环和局部组织缺血缺氧状态，帮助机体组织的恢复，并能调动和激发人体免疫机能。因此，临床埋线时对某些疾病就有意刺破血络，挤出血液，往往能获得较好的疗效。

3. 穴位处机体组织损伤后的作用效应

埋线针刺入穴内后，会使局部组织受到一定程度的损伤，受损组织细胞释放的某些化学因子可造成无菌性炎症反应，使穴位局部组织发生一系列生理变化，如血管扩张、代谢增强等，将损伤的修复和调整的信息传到神经中枢，激发出体内特定的生化物质组合，产生一种特有的修复调整的作用，并通过体液循环在体内广泛分布。由于埋线选取的穴位与患病部位生物学特性相似程度较大，属于一个同类集，所以当广泛作用在修复和调整受损穴位时，患病部位同时被修复和调整，从而使疾病得到治疗。由于损伤修复时的广泛作用能维持较长时间，因此疾病部位可得到更完善的调整和修复。

4. 留针及埋针效应

《灵枢·终始》曰：“久病者……深内而久留之。”张景岳释曰：“久远之疾，其气必深，针不深则隐伏，病不能及，留不久则固结之邪不能散也。”故针灸临床中，对一些慢性和顽固性疾病多采用留针或埋针之法，以延长刺激时间，巩固和提高针刺疗效。穴位埋线疗法实际上就是留针方法的延伸和发展。埋线后，羊肠线在体内软化、分解、液化和吸收，对穴位产生的生理及化学刺激可长达20天或更长时间，其刺激感应维持时间是任何留针和埋针所不能比拟的，从而弥补了针刺时间短、疗效不巩固及就诊次数多等缺点，使疾病在较长时间里依靠这种良性刺激不断得到调整和修复，故埋线能起到比留针和埋针更好的疗效。

5. 组织疗法效应

羊肠线是用羊的肠衣加工制作而成，乃异种组织蛋白，埋入穴位后，可使肌肉合成代谢提高，分解代谢降低，肌蛋白、糖类合成增高，乳酸、肌酸分解代谢降低，从而提高机体的营养代谢。将其埋植于人体内，有如异种组织移植，其中的抗原可使人体淋巴细胞致敏，致敏细胞又配合体液中的抗体、巨噬细胞等反过来破坏、软化、分解、液化羊肠线，使之变为多肽、氨基酸等，最后被吞噬吸收，同时产生多种淋巴因子，这些抗原刺激物对穴位产生的生物化学刺激，使局部组织产生无菌性炎症，甚至出现全身反应，从而提高人体的应激能力，促进病灶部位血管丛增加，血流量增大，血管通透性和血液循环得到改善。穴位埋线疗法对激发人体免疫功能有显著增强作用，对巨噬细胞的吞噬能力亦可显著提高，而脾虚大鼠的脾虚（指数）与胸腺重量（指数）的升高，亦间接说明穴位埋线使淋巴细胞和巨噬细胞增多，从而提示穴位埋线对脾症的治疗机理可能与调节细胞免疫及非特异性免疫有关。此疗法调节身体有关脏腑器官，使活动趋于平衡，因而具有类似组织疗法的作用。另外，此疗法软化局部组织，改善病变区的血液循环和淋巴循环，促进新陈代谢，增强营养细胞，调节身体有关脏腑器官功能趋于平衡，有利于组织修复。有人曾对埋线病人进行免疫球蛋白测定，凡治愈、好转的病人其免疫球蛋白偏低的升高，过高的降低，均调节为正常值左右。这说明穴位埋线是一种免疫调节剂，能提高人体免疫功能，并有良性的双向性的调节作用，维持机体环境相对平衡，从而促进病体康复。

综上所述，穴位埋线疗法作为一种对经络穴位的刺激方法，初为机械刺激，后为生物学和化学刺激，具有速效和续效两种作用。针具刺激产生的针刺效应和埋线损伤的后作用效应，羊肠线在体内特殊的留针和埋线效应及其组织疗法效应，又可起到长期的续效作用。通过经络滋补气血，调节身体有关脏腑功能活动趋于平衡，融入刺激效应，同时发挥作用；形成一种复杂的持久而柔和的非特异性刺激冲动，一部分经传入神经到相应节段的脊髓后角后，内传脏腑起调节作用，另一部分经脊髓后角上传至大脑皮层，加强了中枢对病理刺激传入兴奋的干扰、抑制和替代，再通过神经—体液的调节来调整脏器的机能状态，促进机体新陈代谢，提高其免疫防御能力，以达到痊愈的目的。另外，穴位埋线后可在大脑皮层区建立新的兴奋灶，从而对病灶产生良性诱导，缓解病灶放电，达到消除疾病的目的。

四、特色

（1）治疗原理简明实用，科学性强。埋一次线相当于将针刺疗法中的进针、留针、行针等疗程融为一体，等于针刺 10～30 次的功效。穴位埋线疗法是以长效针感为理论核心的针刺治疗方法。

（2）刺激持久、疗效巩固。“羊肠线”是医用蛋白线，能够直接嵌入皮下，表面没有伤口，不痛不痒，埋植于穴位内，起到长期刺激穴位的目的，疗效巩固持久。

（3）注重敏感反射穴，精选组穴。在一些敏感反射穴上埋线，对机体的刺激更甚于普通穴位，可达到事半功倍的效果。

（4）操作简便、易学。

（5）效应持续时间长，就诊次数少，远期疗效好。埋线一次，穴位刺激时间可长达半个月左右，节省患者的时间，提高了疗程效果，远期疗效比其他疗法有明显优势。

（6）适应证广。根据以往的经验，凡是针刺能治疗的慢性病症均适用，也可用于某些急性病。

（7）无副作用，安全稳定，不影响正常生活。

第二节　穴位及取穴特点

一、穴位

埋线多选肌肉比较丰满部位的穴位，以背腰部及腹部穴最常用，如哮喘取肺俞，胃病取脾俞、胃俞、中脘等。选穴原则与普通针刺疗法所选用的穴位一致，即十四经穴、经外奇穴、阿是穴三大类。但取穴要精简，每次埋线 4～10 穴不等，根据病情不同可适当增加穴位数，间隔 2～4 周治疗 1 次。

二、取穴特点

1. 辨证取穴

一是根据全身症状或针对病因、病机取穴，即利用穴位与某一方面的病症有密切联系的关系来选穴；二是根据症状寻找病因、病机，再按病因、病机取穴，属于治本范畴，临床取穴可根据病情的标本缓急，适当采用本法。某一经脉发生病变，就在病变所属的经络上取穴治疗，即所谓“辨证归经，按症取穴”。

2. 循经取穴

临床上亦分为两类：

（1）选取经过病变部位经脉的穴位，即“经脉所过，主治所及”。

（2）根据辨证明确病变脏腑所属何经取穴，即选择此经穴埋线。前者为狭义的循经取穴，后者为广义的循经取穴，这是针灸治病选穴的疾病规律，也是穴位埋线疗法取穴的一个主要方法。

3. 局部取穴

在病变的脏腑、五官、肢体的部位就近取穴进行埋线，这是本疗法的一个主要取穴方法。它是根据每一个腧穴都能治疗所在部位的局部和邻近部位的疾病的特点确定的。

4. 经验取穴

选取根据长期临床实践摸索出来的对某些疾病有特殊疗效的穴位，临床遇此类病症即取此方或此穴。

5. 选取反应敏感的穴位

选取疾病反应在体表的敏感穴位进行埋线，疾病的敏感现象就是疾病反应在经穴的变异现象。其敏感情况往往较准确地反映病变情况。因此，穴位埋线疗法根据体表与内脏经络相关联的特性，以临床症状为线索，以经络异常为依据，判断病在何脏、何经，反应在何穴，选取反应敏感的穴位埋线，做到有的放矢。

6. 按特定穴位取穴

特定穴位指十四经中具有某种特殊治疗作用的穴位，由于它们与脏腑、经络“上下、内外相输应”，具有特殊的治疗功能，故临床上经常应用。穴位埋线疗法常用的除俞、募穴外，还有交会穴、原穴、络穴、下合穴及部分五输穴、八脉交会穴等。

第三节　操作方法

埋线的操作方法有很多种，有穿刺针埋线法、三角针埋线法和切开埋线法等。但随着医疗技术的发展，这些方法慢慢都被一些简单易操作的方法代替，如专用埋线针埋线法、一次性埋线包埋线法，以操作简便、疼痛度低、创伤小为特点，目前在临床上被广泛应用。下面我们主要介绍特制埋线针埋线法的操作方法。

一、器具

专用埋线针（由特制针芯和专用穿刺针管组成）一支，“0”号羊肠线，医用剪刀一把，镊子一把，铝制医用消毒盒一个，安尔碘一瓶，纱布或干棉球若干，止血贴胶布若干，无菌手套一双。将专用埋线针、铝制医用消毒盒、剪刀、镊子、纱布或棉球均按无菌技术操作规范进行消毒。将消毒好的专用埋线针、剪刀、镊子、纱布或棉球置于消毒过的铝制医用消毒盒中备用；羊肠线剪成长度为 1 ~2 cm 后浸泡在 75% 医用酒精中备用（浸泡时间不能少于 1 小时，但也不能超过 1 星期）。整个消毒过程严格按照无菌操作技术进行。

现在市场上出现了一次性无菌穴位埋线用器械包（见图 9 –1），里面有埋线操作时所需的全部器具（见图 9 –2），医者只需备有一瓶安尔碘就可以完成埋线的整个操作过程，使用起来更加方便。

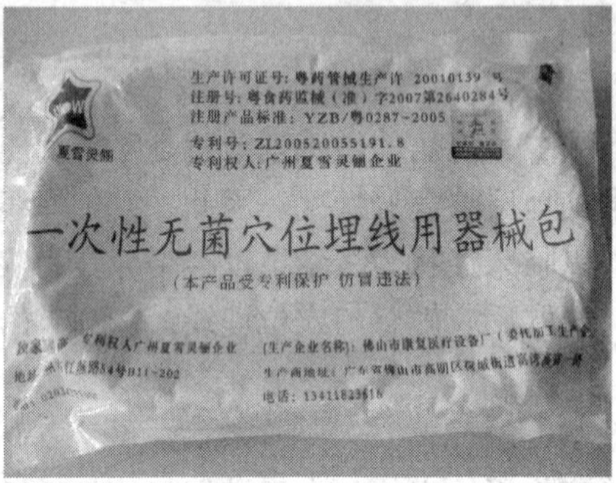

图 9 –1

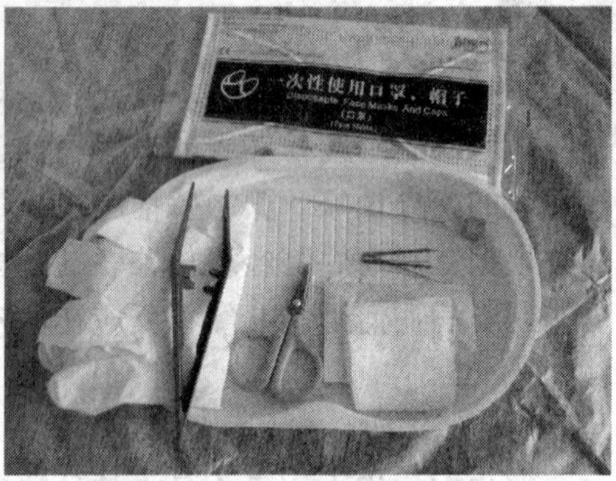

图 9 –2

二、操作步骤

1. 术前准备

（1）标记：将选定穴位用甲紫标记。

（2）消毒：先用 2% 碘酒，再用 75% 酒精擦拭局部皮肤。所有埋线器材均须高温高压消毒，羊肠线可浸泡在 75% 酒精中消毒。

（3）医者和助手均按无菌操作规范要求消毒双手，戴无菌口罩和无菌手套。

2. 埋线法的操作

（1）对埋线部位周围局部皮肤进行常规消毒。

（2）根据埋线部位肌肉的丰厚和埋线的深浅，剪 1 ~ 2 cm 长的羊肠线备用。

（3）医者选择好并检查针刺部位后，轻抽专用埋线针的针芯使其从针管中退出一段，退出长度和羊肠线长度差不多，用镊子取一段羊肠线，套在针管的针尖缺口上（见图 9 - 3），并轻推羊肠线进入针管使其与针尖齐平，右手持针，左手拇、食两指绷紧或捏起进针部位皮肤，保持针尖缺口向上，针尖以与皮肤成 15° ~ 40° 方向快速刺入皮下，再将埋线针刺入到所需的深度。

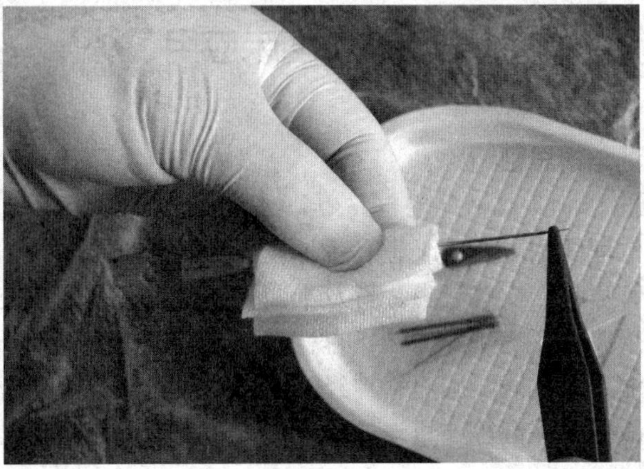

图 9 - 3

（4）病人感觉埋线局部有酸胀感时，医者左手推针芯，右手退针管，缓慢退针，边推针芯边退针管，将羊肠线完全埋植在穴位的皮下组织或肌层内，拔出针具，用消毒干棉球压迫针孔片刻，贴创可贴。也可以覆盖消毒纱布或无菌干棉球，临床上也可以在针孔处压迫止血后，用安尔碘再次消毒针孔。间隔 2 ~ 4 周治疗一次。

临床上现在常用一次性埋线包，埋线包中有已消毒的羊肠线及一次性已消毒的埋线器材，可免去消毒羊肠线及埋线器械这一步骤。

三、注意事项

（1）严格无菌操作，防止感染。

（2）埋线最好埋在皮下组织与肌肉之间，肌肉丰满的地方可埋入肌层，羊肠线不可暴露在皮肤外面。

（3）根据不同部位，掌握埋线的深度，不要伤及内脏、大血管和神经干（不要直接结扎神经和血管），以免造成功能障碍和疼痛。

（4）皮肤局部有感染或有溃疡时不宜埋线。肺结核活动期、骨结核、严重心脏病或妊娠期等均不宜使用本法。

（5）用剩的羊肠线，可浸泡在75%医用酒精中，或用新洁尔灭处理，用时再用生理盐水浸泡。

（6）在一个穴位上作多次治疗时应适当偏离前次治疗的部位。

（7）注意术后反应，有异常现象应及时处理。

第四节　临床应用

一、适应证与禁忌证

1. 适应证

目前，穴位埋线法主要用于患有各种慢性疾病而需要较长时间进行针灸治疗者，如支气管哮喘、支气管炎、胃及十二指肠溃疡、慢性胃炎、胃下垂、慢性肠炎、小儿麻痹症后遗症、腰椎间盘突出、坐骨神经痛、遗尿、阳痿、痛经、视神经萎缩、颈椎病、癫痫、神经衰弱、中风偏瘫、精神分裂症等，也常常用于美容、减肥、保健等项目，如治疗痤疮、黄褐斑、肥胖以及慢性疲劳综合征等。

2. 禁忌证

严重心脏病、糖尿病、肾功能不全、高热患者，结核活动期禁用；孕妇腹部、腰骶部及三阴交、合谷等穴禁用；有出血倾向及过敏史的病人慎用。

二、临床处方原则

穴位埋线的处方较一般针灸处方的用穴量少，每次一般选取4～10个穴位，大都以局部和邻近病所的腧穴作为主穴，也就是说主穴要针对病因和病位。而配穴则针对兼证，以经络循行所到处四肢的腧穴作为配穴。

在穴位埋线时，选穴时尽量选肌肉丰厚处，皮薄肉少处穴位少用，或在针具选择上作调整。内脏疾病多选在背俞穴、腹募穴，特定穴在穴位埋线中也占很大比例。

穴位埋线疗法需根据病人的病情和体质采用不同的刺激方式和强度。实证、热证、痛证及发作期应加大刺激量，以在大脑皮层形成强烈的兴奋灶，来抑制、消除和替代病理兴奋灶，即“快”（埋线速度快）、“挤”（针眼挤出血）、“粗”（粗羊肠线延长吸收时间）、“动”（埋线后在埋线处每日按揉1～2次）。虚证、寒证、体弱和缓解期，则采用弱刺激方法，以起扶正补虚的兴奋作用，即“慢”（埋线速度慢）、“压”（按压针眼不出血）、“细”（缩短吸收时间）、“静”（埋线后局部不需按揉）。

这些刺激量产生的作用，一方面取决于操作手法，另一方面取决于有机体的体内机能状态（个体差异），而后者在一定条件下起主导作用。对敏感度高的患者，即使是热证，也应采用轻手法；对敏感度低的患者，即使是虚证，也应采用强手法，以加强“催气”作用，使气至而有效。

第五节　常见病症的治疗

一、呼吸系统疾病

1. 慢性支气管炎

（1）治疗方法。

取穴：肺俞、定喘、膻中、孔最、丰隆、足三里。

肺虚型加膏肓，肝火犯肺型加阳陵泉，肾虚型加双侧肾俞。

（2）疗程。

一般5次为一疗程，第一次埋线后间隔20天行第二次埋线，其后均间隔30天左右。若第一疗程治愈，可在次年原发作的前一周再埋线1次，以巩固疗效。

2. 支气管哮喘

（1）治疗方法。

取穴：肺俞、大椎、定喘。

痰多者加丰隆，喘息重者加膻中，体弱者加足三里、肾俞。

（2）疗程。

每隔20天埋线1次，3次为一疗程。对哮喘的治疗遵循“冬病夏治”原则，故在夏天埋线治疗哮喘的疗效最好。

二、消化系统疾病

1. 慢性胃炎

（1）治疗方法。

取穴：胃俞、脾俞、足三里、中脘、梁门。

肝气犯胃加肝俞、太冲，脾胃虚弱加章门，大便不畅加上巨虚。

（2）疗程。

15 天埋线 1 次，5 次为一疗程，间隔 3 个月进行第二疗程。

2. 胃、十二指肠溃疡

（1）治疗方法。

取穴：中脘、脾俞、足三里。

气滞型加上脘、章门，血瘀型加内关、膈俞，虚寒型加命门，食滞型加天枢。

（2）疗程。

15 天埋线 1 次，5 次为一疗程，间隔 3 个月进行第二疗程。

3. 慢性溃疡性结肠炎

（1）治疗方法。

取穴：大肠俞、天枢、足三里。

脾胃虚弱加脾俞，肾阳虚加关元、肾俞，肝脾不和加肝俞、期门。

（2）疗程。

15 天埋线 1 次，5 次为一疗程，间隔 3 个月进行第二疗程。

三、神经系统疾病

1. 癫痫

（1）治疗方法。

取穴：大椎、陶道、筋缩和头部舞蹈震颤区、癫痫区（耳尖直上 2 cm 处向后引 2 cm 的水平线）。

痰湿明显加丰隆，胃脘不适加足三里、鸠尾，智力低下加内关。

（2）疗程。

每次选 3 ~4 穴，隔 20 天埋线 1 次，5 次为一疗程。

2. 躁狂抑郁症

（1）治疗方法。

取穴：①大椎、心俞、肝俞。②内关、三阴交、神门。

配肾俞、太溪、足三里、丰隆、曲池。

（2）疗程。

两组穴位交替使用，1 月 1 次，4 次为一个疗程。

3. 三叉神经痛

（1）治疗方法。

取穴：太阳、阳白、下关、地仓、颊车、颧髎。

（2）疗程。

本病治疗时多用透穴疗法，即阳白透印堂、太阳透阳白、迎香透四白、地仓透颊车。1 月 1 次，5 次为一疗程。

4. 脑血管意外后遗症

（1）治疗方法。

取穴：肩隅、曲池、外关、环跳、风市、阳陵泉、足三里。

口眼歪斜加翳风、颊车、牵正。

（2）疗程。

20～30 天 1 次，每次 2～3 穴，4 次为一疗程。

5. 坐骨神经痛

（1）治疗方法。

取穴：患侧腰部 3～5 腰椎夹脊穴、环跳、秩边、承扶、足三里、殷门、阳陵泉或坐骨神经通路上的压痛敏感点。

（2）疗程。

20～30 天 1 次，每次 2～3 穴，4 次为一疗程。

四、其他疾病

1. 类风湿性关节炎

（1）治疗方法。

取穴：曲池、足三里、风门、肺俞、心俞、肝俞、脾俞、胃俞、肾俞、大肠俞。

配穴：视关节肿胀疼痛部位而定，如脚趾痛取太冲、八风，踝关节痛取解溪、昆仑、太溪，膝关节痛取内外膝眼、梁丘、鹤顶、委中，髋关节痛取秩边、环跳，腰椎痛取痛点相应部位的夹脊穴，肩关节痛取肩髃、肩井、肩贞、肩内陵或痛点部位，腕关节痛取外关及痛点部位，颈椎胸椎痛取痛点部位相应夹脊穴及阿是穴。

（2）疗程。

20～30 天 1 次，每次 2～3 穴，4 次为一疗程。

2. 颈椎病

（1）治疗方法。

取穴：颈部华佗夹脊穴。

肝肾不足型加肝俞、肾俞、阳陵泉，痰瘀交阻型加丰隆、血海、气海，气虚血痹型加膈俞、气海、血海。

（2）疗程。

20～30 天 1 次，每次 2～3 穴，4 次为一疗程。

第六节　埋线后的反应及异常情况的预防和处理

一、正常反应

羊肠线作为一种异性蛋白，对人体有一定的刺激作用。人体对羊肠线逐渐吸收的过程，对经络腧穴来说是一种良性的、持久性的刺激。羊肠线通过对人体经络腧穴持久性的良性刺激，达到激发经气、治疗疾病的目的。

由于刺激损伤及羊肠线（异性蛋白）刺激，在 1～5 天内，局部可出现红、肿、痛、热等无菌性炎症反应。少数病例反应较重，切口处有少量渗出液，亦属正常现象，一般不需处理。

若渗液较多，凸出于皮肤表面时，可将乳白色渗液挤出，用 70% 酒精棉球擦去，覆盖消毒纱布。施术后患肢局部温度也会升高，可持续 3～7 天。少数病人有全身反应，即埋线后 4～24 小时内体温上升，一般约 38℃，局部无感染现象，持续 2～4 天后体温恢复正常。埋线后还可能有白细胞总数和中性多形核细胞计数的增高现象，应注意观察，一般 3～5 天可恢复正常。

二、异常反应

（1）少数病人可因治疗中无菌操作不严或伤口保护不好，造成感染。一般在治疗后 3～4 天出现局部红肿、疼痛加剧，并可能伴有发烧。应予局部热敷及抗感染处理。

（2）个别病人对羊肠线过敏，治疗后出现局部红肿、瘙痒、发热等反应，甚至切口处脂肪液化，羊肠线溢出，应适当作抗过敏处理。

（3）神经损伤，如感觉神经损伤，会出现神经分布区皮肤感觉障碍；运动神经损伤，会出现所支配的肌肉群瘫痪；若坐骨神经、腓神经损伤，会引起足下垂和足踇指不能背屈。如发生此种现象，应及时抽出羊肠线，给予适当处理并请神经科医生会诊。

第十章　穴位注射疗法

第一节　概　述

一、概念

穴位注射疗法又称为“水针”，是将小剂量药液注入穴位、压痛点或反应点以防治疾病的一种治疗方法。穴位注射疗法把针刺与药物的药理性能等对穴位的渗透刺激作用结合在一起，发挥综合作用，从而调整和改善机体的机能状态，恢复机体的正常机能，达到防治疾病的目的。

二、理论渊源

穴位注射疗法与电针、耳针、头皮针等疗法一样形成较晚。穴位注射疗法起源于20世纪50年代，当时苏联的“巴甫洛夫神经反射”学说在中国医学界广为流传，对中医界也产生了很大影响。一部分针灸工作者运用此学说指导我国传统的针灸临床。随着神经封闭疗法在临床上的广泛运用，针灸工作者将这种方法进行改良，用于神经注射，进而用于穴位注射，产生了最初的穴位注射实践。50年代中期，一些单位开始对“孔穴封闭”疗法进行初步整理并加以报道。

进入60年代，穴位注射疗法的应用在临床上得到进一步推广。这一时期，穴位注射疗法的注射部位从单纯的局部反应点或阿是穴，逐步发展至从中医的整体观念出发，运用经络学说等中医理论来指导临床取穴，所用药物仍以当时局部封闭的常用药物普鲁卡因为主，但也开始尝试生理盐水、抗生素等其他药物及液体。

到70年代初期，本疗法已在内、外、妇、儿、五官、皮肤等科100多种疾病中得到应用。1973年，郭同经总结出版了《穴位注射疗法》一书，较系统地总结了70年代初期以前的穴位注射疗法的临床应用，记述了105种常见病穴位注射的选穴及配方，并介绍了穴位注射疗法的治疗作用、应用范围、常用穴位、常用药物以及治疗方法和注意事项。此书还对这一时期的穴位注射经验作了全面总结，并明确采用了“穴位注射”这一科学的命名方法，是这一时期穴位注射的代表著作之一。

80 年代，穴位注射疗法迎来了蓬勃发展的新时期。中医临床工作者已经大量使用穴位注射疗法治疗各种疾病，关于本疗法的报道层出不穷，在全国大、中、小城市的各级医院得到广泛应用，在全国范围内普及。这时的穴位注射疗法取穴完全参照中医理论，所用穴位不断增加，所用药物也进一步向中医药方向发展，单味药、复方制剂的品种越来越多，应用越来越广。1989 年，刘建洪、何冬梅编写了《穴位药物注射疗法》，对这一时期的穴位注射疗法进行了总结，为其进一步普及、发展奠定了基础。

90 年代，穴位注射疗法迎来了一个新时期，本疗法不断普及并发展。1996 年，李镤编著了《穴位注射疗法临床大全》，对以往关于穴位注射的资料进行了收集整理，介绍了 300 多种疾病的穴位注射疗法。

综上所述，随着时代的变迁和医疗卫生事业的飞速发展，穴位注射疗法这一中西医结合的新疗法因其应用简便、效果灵验、价格低廉等优点逐步发展，并长盛不衰。

三、作用及特点

穴位注射疗法是以中医基本理论为指导，通过激发经络、穴位的治疗作用，结合现代医药学中的药物药理作用和注射方法而形成的一种独特疗法。临床上是将注射针刺入穴位后，做提插手法，使其得气，抽吸无回血后再将药液缓缓注入穴位，从而起到针刺、穴位、药物三者相结合的作用。一方面，针刺与药物作用直接刺激了经络线上的穴位，产生一定的疗效。另一方面，穴位注射后，药物在穴位处存留的时间较长，可以增强与延长穴位的治疗效能，并使之沿经络循行以疏通经气，充分发挥穴位和药物的共同治疗作用。再者，药物对穴位的作用亦可通过神经—内分泌—免疫系统作用于机体，激发人体的抗病能力，产生更大的疗效。

穴位注射疗法具有以下特点：

（1）既有针刺对穴位的机械性刺激，又有药物等化学性刺激，两者产生协同作用，更有利于调整机体的功能以达到治疗疾病的目的。

（2）穴位注射操作方法虽较一般注射复杂，但比针刺技术的手法技术更易于掌握。

（3）穴位注射疗法用极小剂量的药物即可取得和大剂量肌肉注射同样的效果，所以不仅能提高临床疗效，且可减少用药量。由于用药量减少，相应的某些药物的毒副反应也减少。

（4）一般患者穴位注射以后即可随意活动，与针刺、留针疗法相比，缩短了治疗时间。

（5）注入的药液用量多时，刺激的范围大，且吸收需要一定的时间，可于穴位内维持较长时间的刺激，延长治疗时效。

第二节　注射工具及常用药物

一、注射工具

使用消毒后的注射器及针头。根据使用药物的剂量大小及深度选用不同的注射器和针头。常用的注射器为 1 ml（用于耳穴和眼区穴位）、2 ml、5 ml、10 ml、20 ml；常用针头为 4 ~ 6 号普通注射针头及封闭用长针头。

二、常用药物

穴位注射常用药物有以下几类：

（1）中草药制剂：如复方当归注射液、丹参、板蓝根、威灵仙、银黄注射液等多种中草药注射（见表 10 – 1）。

（2）维生素制剂：如维生素 B_1、B_6、B_{12} 注射液，复方维生素 B 注射液，维生素 C 以及维丁胶性钙注射液等（见表 10 – 2）。

（3）其他常用药物：如葡萄糖注射液、生理盐水、盐酸普鲁卡因注射液、注射用水等（见表 10 – 3）。

（4）供肌肉注射用的药物：许多供肌肉注射用的药物也可考虑作小剂量穴位注射，如抗生素、胎盘组织液、奎宁等（见表 10 – 4）。

表 10 – 1　中草药制剂表

药名	作用	穴位注射用量
复方当归注射液（每 2 ml 相当于生药当归、红花、川芎各 0.5 g）	活血、补血、调经	2 ~ 4 ml/次
丹参注射液（每 2 ml 相当于生药 1.5 g）、复方丹参注射液（每 2 ml 相当于丹参、降香各 1 g）	活血祛瘀、调经、止痛、养心安神	2 ~ 4 ml/次
徐长卿（丹参酚）注射液（每 2 ml 含丹参酚 6 mg）	祛风止痛、化湿利尿、清热解毒、安神	2 ~ 4 ml/次

（续上表）

药名	作用	穴位注射用量
复方柴胡注射液（每2 ml相当于柴胡5 g、细辛0.5 g）	清热镇痛	1～2 ml/次
威灵仙注射液（每2 ml相当于生药2 g）	祛风通络、活血止痛	2～4 ml/次
板蓝根注射液（每2 ml相当于生药2 g）	清热解毒、消炎	2～4 ml/次
银黄注射液（每2 ml含银花提取素25 mg、黄芩素20 mg）	清热解毒、消炎	1～2 ml/次

表10－2　维生素制剂表

药名	作用	穴位注射用量
维生素 B_1 注射液（盐酸硫胺）50 mg/支、100 mg/支	维持神经、心脏和消化系统的正常功能，促进糖代谢。用于维生素 B_1 缺乏症、神经炎食欲不振等	50～100 mg/次，针感较强
盐酸呋喃硫胺注射液（新 B_1）20 mg/支	作用较 B_1 注射液迅速而持久。用于各种神经痛、偏头痛、神经炎等	20～40 mg/次
复合维生素注射液，含 B_1 20 mg，B_2 2 mg，烟酸胺30 mg，B_6 2 mg/支，维生素C注射液100 mg/支、500 mg/支	参与机体氧化还原过程，增加毛细血管致密性，刺激造血功能，增加对感染的抵抗力。用于神经性营养不良和维生素B缺乏症	2 ml/次、100 mg/次，针感疼痛
维丁胶性钙注射液含维生素D 500 u，胶性钙0.5 g/支（1 ml）	促进钙、磷吸收并储存于骨中，维持血液中钙磷平衡。用于佝偻病、骨软化症、支气管炎	1 ml/次
维生素 B_{12} 注射液0.1 g/支（1 ml）、0.5 g/支（1 ml）	作用于糖、蛋白质、脂肪物质代谢。用于贫血、神经炎、营养不良等	0.1 mg/次

表 10－3 其他常用药物表

药名	作用	穴位注射用量
5%～10% 葡萄糖注射液 500 ml/瓶、100 mg/支	5%～10% 葡萄糖注射液常用于补充水分和热量。穴位注射主要是利用溶液渗透压对穴位的刺激作用。浓度越高，刺激作用越大，必要时可选用 25% 溶液	穴位深部注射用 5%～10% 的溶液，5～20 ml/次，或与其他药同用
生理盐水（等渗氯化钠注射液）	等渗溶液，刺激作用小	穴位注射时常与其他药液配用
注射用水（蒸馏水）2 ml/支	对穴位有较强的刺激作用，使穴位处酸、胀、痛的感觉保持较久	0.5～1 ml/次，疼痛反应较重，故不常用，有时配用其他药
盐酸普鲁卡因注射液 0.5% 20 ml/支，1% 20 ml/支，2% 20 ml/支	有抑制神经纤维传导和扩张微血管的作用。穴位注射可用 0.5%～1% 溶液，神经阻滞一般用 2% 溶液	1～2 ml/次，使用时应作过敏试验
三磷酸腺苷（ATP）	此为一种辅酶，参与体内脂肪、蛋白质、糖、核酸、核苷酸的代谢，并能提供能量。可用于冠心病、偏头痛、肌营养不良等	10～20 mg/次
辅酶 A	为乙酰化反应的辅酶，对糖、脂肪、蛋白质的代谢有重要影响。用于白细胞减少、紫癜、肝炎、冠心病、肾功能减退等	25～50 u/次
硫酸镁注射液（25%）10 ml/支	抑制中枢神经系统，降低血压	0.2 mg/次
硫酸阿托品注射液 0.5 mg/支	解除平滑肌痉挛，抑制腺体分泌，解除迷走神经对心脏的抑制；解除血管痉挛，散大瞳孔，兴奋呼吸中枢	5 ml/次

表 10－4　供肌肉注射用的药物表

药名	作用	穴位注射用量
利血平注射液 1 mg/支	使去甲肾上腺素排空，降压缓慢、温和、持久；有中枢安定作用。用于高血压及躁狂性精神病	0.5 mg/次
氯丙嗪（冬眠灵）2.5% 1 ml/支、2.5%2 ml/支	有较强安定作用，镇静、镇吐、降压。主要用于精神分裂病	1 ml/次

三、药物剂量

穴位注射的用药剂量决定于注射的部位及药物的性质和浓度。

（1）部位：头面部和耳穴等处的用药量较小，每个穴位的注射药量为 0.1～0.5 ml/次；四肢及腰背肌肉丰厚处用药量较大，如软组织劳损时，局部注射葡萄糖液 10～20 ml/次。

（2）药液：刺激性较大的药物（如乙醇）和特异性药物（如阿托品、抗生素）一般用量较小，即小剂量穴位注射，每次用量多为常规剂量的 1/5～1/2。刺激性较小的药物，如葡萄糖、生理盐水等用量较大，可达 20 ml/次以上；中药注射液的常用量为 1～2 ml/次。

第三节　操作方法

一、穴位的选取与配伍

（一）辨证选穴

根据针灸治疗时处方原则进行辨证选穴，具体方法有以下几种：

1. 近部选穴

近部选穴是指在病症或病变的局部或邻近部位选取穴位，又称“局部取穴”。《素问·骨空论》载：“从风憎风，刺眉头。……腰痛不可以转摇，急引阴卵，刺八髎与痛上。”即在病变的五官、肢体、脏腑部位，就近选取腧穴进行注射。如：面颊病取下关、颧髎；鼻病取迎香、通天；肩病取肩髃、肩前；膝病取梁丘、阳陵泉；胃病取中脘、足三里；肾病取肾俞、志室。既可单经取穴，亦可数经同用，旨在就近调整受病经络、器官的阴阳气血。此外，多数压痛点选穴也属近部选穴。所谓压痛点选穴，即以压痛点作为取穴和施术部位，此即《灵枢·经筋》治疗痹痛之“以痛为输”。

2. 远部选穴

远部选穴是在离病变较远的部位选取腧穴，通常以肘膝关节以下的穴位为主，所以又称“远道取穴”，其根据是腧穴的远治作用。如《灵枢·终始》：“病在上者，下取之；病在下者，高取之；病在头者，取之足，病在足者，取之腘。”《针灸聚英·肘后歌》：“头面之及寻至阴，腿脚有疾风府寻，心胸有疾少府泻，脐腹有疾曲泉针。”这是远部取穴的范例。此法在具体应用中，根据病症的不同，又有本经取穴和异经取穴之分，还有对症选穴。

（1）本经取穴：凡经脉循行的部位（包括脏腑、器官和体表诸部位）发生疾病，可以在其经脉上选取穴位进行治疗，此为“本经取穴”。《灵枢·五乱》：“气在于心者，取之手少阴、心主之输。”如肺病取太渊、鱼际，脾病取太白、三阴交等。

（2）异经取穴：当病变相互影响，彼此相关时，治疗必须标本兼顾。如呕吐属胃病应取中脘、足三里；若由肝气上逆所致胃气不降而呕吐时，当同时加太冲、肝俞平肝降逆，使胃不受侮，而呕可平。又如鼓胀浮肿晚期，呈现肝、脾、肾数脏同病的症候，针灸处方常常选用三经以上的穴位。因此，异经取穴法在处理复杂病例的过程中，应用十分广泛。

（3）对症选穴：是针对个别症状的治疗措施，一般属于治标的范畴。如大椎退热、人中苏厥、神门安神、关元温和等。个别症状的解除，可以为治本创造有利条件，应用时根据病情的标本缓急，适当地对症选穴，也是本疗法中不可忽视的环节。

3. 选阳性反应点作为注射点

临床上常结合经络、经穴的触诊法选取阳性反应点进行治疗，即用拇指或食指指腹以均匀的力量在患者体表进行按压、触摸、滑动，以检查其有无压痛、条索状或结节等阳性反应物，以及皮肤的凹陷、隆起、色泽的变化等。触诊检查的部位一般是：腰背部的背俞穴，如心俞、肺俞等；胸腹部的募穴，如中脘、天枢等；四肢部则沿经络循行路线触摸，尤其是原穴、郄穴、合穴等特定穴部位及一些经验穴。有压痛等阳性反应者，注入反应点往往效果较好。反应不明显者，可取有关俞、募、郄穴进行治疗。

4. 特殊病症的选穴

软组织损伤者可选取最明显的压痛点；较长肌肉的肌腹或肌腱损伤时，可取肌肉的起止点；腰椎间盘突出症可将药液注入神经根附近。

5. 选取耳穴

根据耳针疗法中耳穴探察方法选取有关穴位。

（1）按解剖相应部位取穴：根据人体的患病部位，在耳郭的相应部位取穴。如眼病取目1目2穴，妇女经带病取子宫穴。

（2）臧象辨证取穴：根据中医脏象学说的理论，按照各脏腑的生理功能和病理表现进行辨证选穴。如皮肤病，按“肺主皮毛”的理论，选用肺穴；治疗心血管疾病时，根据“心与小肠相表里”的理论，取小肠穴等。

（3）经络辨证取穴：可分为循经取穴及经络病候取穴。循经取穴即根据经络循行部位取穴。如坐骨神经（后支），其部位属足太阳膀胱经的循行部位，即取膀胱穴治疗；偏头痛，其部位属足少阳胆经的循行部位，故取胆经穴治疗。经络病候取穴是根据经络之“是动则病”、“所生病”的病候来取穴，如齿痛，手阳明大肠经是动则病为齿痛，故取大肠经穴来治疗。

（4）对症选穴：根据现代医学的生理、病理知识，对症选用有关耳穴。如月经病取内分泌穴，神经衰弱取皮质下穴，过敏、风湿病可取肾上腺穴。

（5）经验选穴：根据临床实践经验，选用有效耳穴。如耳中穴用于治疗膈肌痉挛，还可用于血液病和皮肤病；胃穴用于消化系统病症，还可用于神经系统疾病；止痛、镇静、安神用神门；年老眼花取枕穴；腰腿痛取外生殖器穴等。常用耳穴定位和主治见第二章（耳针疗法部分）。

耳穴注射时应选用易于吸收、无任何刺激性的药物，注射时针头斜面向下，注射在皮下与耳软骨之间，每穴注射0.1~0.3 ml，出现一小丘疹，每次1~3穴，隔日注射1次，5~10次为1个疗程。一般两侧交替注射，注药针头宜细，不要过深，以免注入骨膜内，亦不要过浅注入皮内。

此外，有人根据生物全息律原理，提出全息穴位注射疗法。全息穴位注射是生物全息疗法、脏腑经络及中药归经理论的综合应用，比单一疗法见效快、疗效好。

二、注射方法

根据所选穴位及药量的不同选择适宜的注射器和针头。局部皮肤常规消毒后，用无痛快速进针法将针刺入皮下组织，然后缓慢推入或上下提插，探得酸胀等“得气”感应后，回抽一下，如无回血，即可将药物推入。一般疾病用中等速度推入药液；慢性病体弱者用轻刺激，将药液缓慢轻轻推入；急性病体质强者可用强刺激，快速将药液推入。如需注入较多药液时，可将注射针由深部逐步提出到浅层，边退边推药，或将注射针更换几个不同的方向注射药液。

三、注射的角度与深度

根据穴位所在部位与病变组织的不同要求，决定针刺角度及注射深浅。同一穴位可从不同的角度深入。也可按病情需要决定注射深度，如三叉神经痛在面部有触痛点，可在皮内注射成一“皮丘”；腰肌劳损多在深部，注射时适当深刺；病灶范围较大，用药量大且须深刺时，则当针尖达一定深度后，将注射针边退边转换角度，将药液向多方向推入。

四、疗程

每日或隔日注射1次，反应强烈者隔2~3天1次，穴位可左右交替使用。10天为一疗程，休息5天左右进行下一疗程。急性病者疗程可缩短，如急性菌痢，每天注射1次，4天为一疗程；慢性病疗程可加长，如肺结核，以40天为一疗程。

五、注意事项

（1）治疗时应对患者说明治疗特点和注射后的正常反应，如注射后局部可能有酸胀感，4~8小时内局部有轻度不适，有时不适感持续时间较长，但不超过1天。

（2）局部要常规消毒，严格执行无菌操作，以防感染。如因消毒不严而引起局部有红肿、发热等反应应及时处理。

（3）注意药物性能、药理作用、剂量、配伍禁忌、副作用和过敏反应。凡能引起过敏反应的药物，如青霉素、硫酸链霉素、盐酸普鲁卡因等，必须先做皮试，皮试阳性者不可使用。副作用严重的药物，使用应谨慎。某些中草药制剂有时也可能有反应，注射时应注意。

（4）使用前应注意药物的有效期，不要使用过期药物，并检查药液有无沉淀变质等情况，如有变质应停止使用。

（5）在主要神经干通过的部位做穴位注射时，应注意避开神经干，以不达到神经干所在深度为宜。如针尖触到神经干，患者有触电感，要稍退针，再注入药物，以免损伤神经。

（6）严禁针刺在关节腔、脊髓腔和血管内。若药液误入关节腔，可引起关节红肿、发热、疼痛等反应；误入脊髓腔，有损害脊髓的可能。所以取穴时应避开关节腔、脊髓腔、血管等。

（7）躯干部穴位注射不宜过深，防止刺伤内脏。背部脊柱两侧穴位注射时针尖可斜向脊柱，避免直刺引起气胸。下腹部腧穴，穴位注射前应先令患者排尿，以免刺伤膀胱。

（8）年老体弱者，注射部位不宜过多，用药量可酌情减少，以免晕针；酒后、饭后以及强劳动过度时不宜立即进行穴位注射，以免引起休克。

(9) 孕妇不宜在腰骶部、下腹部及合谷、三阴交等穴做注射，以防引起流产。凡禁针部位及腧穴，皮表有破损时禁用此法。

(10) 需要多次注射时，穴位应轮流使用，一般每个穴位连续注射不超过2~3次。注药时如发生剧痛或其他不良反应，应立即停注，并注意观察病情变化。

第四节 临床应用

一、适应证与禁忌证

1. 适应证

本法具有活血、通络、解痉、止痛、定喘、安神等多种功效，治疗范围非常广泛，凡是针灸的适应证大部分都可用本法治疗，临床上可用于内、外、妇、儿、皮肤等科的多种疾病。其方法多，不仅一方治一病，且一病多方，应用灵活，起效快，疗效好。

(1) 呼吸系统疾病：咳嗽（急慢性支气管炎、上呼吸道感染）、哮喘、痰饮等。

(2) 心脑血管疾病：心悸（心动过速）、心痛（冠心病、心绞痛）、高血压等。

(3) 消化系统疾病：胃痛（胃下垂、溃疡病、胃肠神经官能症）、腹泻、痢疾等。

(4) 神经系统疾病：头痛、不寐、口眼歪斜、痿证、三叉神经痛、坐骨神经痛、癫狂痫证等。

(5) 运动系统疾病：痹证（肩周炎、风湿性关节炎）、腰腿痛（腰肌劳损、骨质增生、椎间盘突出）、扭伤等。

(6) 外科、皮肤科疾病：乳痈、肠痈、腹痛（溃疡病穿孔、肠梗阻、胆石症、胆道感染）、淋证（尿路结石）、风疹、痤疮、银屑病等。

(7) 五官科疾病：咽喉肿痛、目赤肿痛、中耳炎、鼻炎等。

(8) 妇产科、小儿科疾病：阴挺、子宫脱垂、催产；小儿肺炎、小儿腹泻等。

(9) 用于外科手术的麻醉：穴位注射施行针麻在五官科中用得最多，用穴有体穴、耳穴，用药有生理盐水、维生素 B_1 注射液及洋金花等中药制剂。

2. 禁忌证

穴位注射疗法一般是很安全的，并无绝对禁忌证，如所取穴位处有炎症、湿疹、疖肿或化脓等情况时，可另选具有相同治疗作用的穴位注射。但为安全起见，遇到下列情况应慎用或不予使用。

（1）月龄较小且体质弱的婴儿。

（2）体质过分衰弱或有晕针史者。

（3）孕妇下腹部及腰骶部不宜用此法。

（4）穴位局部感染或有较严重皮肤病者局部穴位不用此法。

（5）诊断不清楚的意识障碍患者。

（6）对某种药物过敏者，应禁用此药。

二、临床处方原则及用药原则

1. 处方原则

穴位注射疗法的处方一般根据针灸治疗时的处方原则进行辨证选穴治疗，具体原则见本章第三节中“穴位的选取与配伍”。

2. 用药原则

原则上凡可做肌肉注射的药物均可用于穴位注射，并适用于药物所治的病症；中药制剂不论单味或复方，制剂必须符合注射剂规定的标准；中西药混用及西药混用时，必须注意配伍禁忌。临床要根据病情及患者个体情况来选择药物。

三、常见病症的治疗

1. 支气管哮喘

处方一

【选用穴位】喘息穴（第 7 颈椎旁开 1 寸）。

【注射方法】用维拉帕米（异搏定）注射液 10 mg，每侧各注射 5 mg。每日 1 次。

处方二

【选用穴位】①胸椎 1 ~7 夹脊穴；②肺俞、定喘穴。

【注射方法】缓解哮喘选用胎盘组织液或维生素 D_2 胶性钙注射第 1 组穴位，每次取穴 1 对。注药前，按常规先做小幅度快速提插，得气后，若回抽无血，即将药液注入，每穴注入 0.5 ~1 ml。哮喘发作时，用 0.1% 肾上腺素，取第 2 组穴位，每穴各注入 0.2 ml。

处方三

【选用穴位】敏感点或反应物。哮喘发作时，患者背部多有（肩胛肩区）板、胀、凉、痛等异常感觉，触之肌紧张度高、皮肤温度低及有团块状或多条索突起，此为反应物；某些区域局部压之有酸、胀、痛、麻感，即为敏感点，压迫此点后患者感到呼吸通畅舒适。

【注射方法】先按摩敏感点或反应物部位2分钟，然后用“四联针”［2%普鲁卡因2 ml + 氨茶碱0.125 g + 地塞米松2.5 mg + 东莨菪碱0.1 ~0.2 mg或山莨菪碱（654 -2）5 mg］，将药液分别注入各点。

处方四

【选用穴位】肺俞、定喘穴。

【注射方法】取患者自身静脉血3 ml，加入维生素C 100 mg（2 ml），混匀后进行注射。每次取1穴（双侧），两穴交替选用，每穴注入2.5 ml，每周注射2次。

处方五

【选用穴位】定喘穴。

【注射方法】用鱼腥草注射液4 ml双侧注射，发作时每日1次，缓解期隔日1次，10次为一疗程。或用重组干扰素，每穴注入1 ml，隔日1次，2周为一疗程。

2. 脑血管病（“中风”或“卒中”）

处方一（适用于脑动脉硬化症）

【选用穴位】风府、哑门、风池穴。

【注射方法】用10%红花注射液2 ml加10%葡萄糖注射液2 ml，每穴注入1 ml。3日1次，10次为一疗程。

处方二

【选用穴位】①上肢瘫，取肩髃、曲池、外关、合谷穴；②下肢瘫，取环跳、风市、阳陵泉、足三里穴；③口眼歪斜，取地仓、颊车、下关、翳风穴；④失语，取廉泉、金津、玉液穴。

【注射方法】用红花、当归、川芎嗪注射液，每穴注入0.2 ~2 ml，或用维生素B_{12} 0.1 mg或维生素B_1 100 mg，分别注入各穴。每日1次，7次为一疗程。

处方三（适用于偏瘫）

【选用穴位】水突穴。阳亢者配太冲；风盛者配风池、风府穴；阴虚者配太溪穴；痰盛者配丰隆穴。

【注射方法】患者取仰卧位，枕头置于项背下，使头后仰，充分暴露颈前区，水突穴常规消毒后，以左手食指横向推开颈总动脉，用复方丹参注射液每侧注入2 ml，先注健侧，后注患侧，然后配穴注入6 ml。每日1次，10次为一疗程。

处方四

【选用穴位】曲池、内关、足三里、肩髎穴。

【注射方法】用纳洛酮 0.8 mg，分别注入各穴。每日 1 次，10 天为一疗程。

处方五

【选用穴位】涌泉穴。

【注射方法】用曲克芦丁（维脑路通）300 mg、维生素 B_1 50 mg、1% 利多卡因 2 ml 注射。每 4 日注射 1 次，5 次为一疗程。

3. 帕金森综合征

处方一

【选用穴位】膈俞、心俞、风府穴。上肢及头面部震颤严重者加大椎穴，下肢及头面部震颤者加命门穴。

【注射方法】用维生素 B_1 注射液每穴注入 0.5 ml。每日或隔日注射 1 次，7 次为一疗程。

处方二

【选用穴位】足三里、命门、关元穴。结合震颤部位配用局部穴位。

【注射方法】用维生素 B_1 100 mg、维生素 B_{12} 0.5 mg，每次选用 2 ~ 3 穴，每穴注药 0.5 ~ 1 ml。每日 1 次，10 次为一疗程。

处方三

【选用穴位】①病变以上肢为主者，主穴：足三里、命门、关元，配穴：通里、曲泽、三阴交、肝俞、后溪、合谷；②全身症状严重者，主穴：足三里、命门、关元，配穴：风池、太溪、肝俞、阴陵泉、百会。

【注射方法】用维生素 B_1 注射液 100 mg/2 ml，维生素 B_{12} 注射液 0.5 mg/1 ml 混合均匀。先行电针治疗，一般根据病情取上述穴位中 5 ~ 7 穴（主穴每次必取，配穴轮流交替使用）。然后在电针结束后取之穴位，每次取 2 ~ 3 穴，各穴交替使用，将上述混合液缓慢注入，每次每穴注射 0.5 ~ 1.0 ml。针灸与穴位注射均每日进行 1 次，10 次为一疗程。每个疗程休息 3 日后，再作下一疗程的治疗，直至痊愈。一般 3 个疗程见效。

4. 慢性胃炎

处方一

【选用穴位】①左足三里、右胆囊穴；②右足三里、左胆囊穴。

【注射方法】两组交替使用，每次每穴注入徐长卿注射液 2 ml（含生药 4 g）。每周 3 次，10 次为一疗程，疗程间隔 1 周。

处方二

【选用穴位】中脘、内关、足三里穴。

【注射方法】用5%当归注射液2 ml、1%普鲁卡因注射液2 ml，分别注入以上穴位。内关、足三里左右两侧交替使用。隔日1次，10次为一疗程。

处方三

【选用穴位】梁门、足三里、中脘穴。

【注射方法】用当归注射液2 ml，取右足三里、中脘穴或左侧足三里、右梁门穴，两组穴位交替使用，每穴注药1 ml。隔日1次，10次为一疗程。

处方四

【选用穴位】肝俞、胃俞、足三里穴。

【注射方法】用黄芪注射液4 ml、复方当归注射液4 ml、胎盘组织液2 ml、维生素 B_{12} 100 μg（与维生素C 250 mg交替使用），在肝俞、胃俞每穴注入1.5 ml，足三里穴注入2 ml。隔日1次，10次为一疗程。

5. 头痛

处方一

【选用穴位】风池、天柱、太阳、头维、丝竹空、阳白、攒竹穴。

【注射方法】选用当归注射液、维生素 B_1 及维生素 B_{12} 注射液、10%葡萄糖注射液或生理盐水，每次选1～2对穴位，每穴注药0.5 ml，使局部有酸胀感。

处方二

【选用穴位】主穴为风池、太阳、阿是穴、合谷、列缺；配穴为阳白、头维、风府、率谷、外关及随证循经取穴。如后头痛取风池、风府穴，前头痛取太阳、阳白穴，偏头痛取头维、率谷穴，全头痛或不定处头痛取风池、太阳穴，局部痛取阿是穴。

【注射方法】选用0.1%～1%盐酸普鲁卡因、天麻注射液、维生素 B_1、维生素 B_{12} 等，每穴注入0.5 ml。注射次数和疗程视病情而定。

处方三（适用于偏头痛）

【选用穴位】在患侧乳突后缘与风池穴连线找压痛点，大多数有胀痛和同侧眼球外胀感，如压痛点不明显则取完骨穴，配以同侧光明穴。

【注射方法】用2%普鲁卡因2 ml、维生素 B_1 2 ml、地塞米松1 ml，在压痛点（或完骨穴）进针1～1.5 cm，推药2 ml，光明穴直刺进针2 cm，推药3 ml。隔日1次。

处方四

【选用穴位】双侧耳和双侧髎穴。

【注射方法】用维生素 C 每次双侧耳和髎各注射 1 ~2 ml。每日 1 次，7 次为一疗程。

处方五

【选用穴位】阿是穴。压痛点不明显时取头痛的局部穴位，如偏头痛取头维、太阳、率谷穴，后头痛取风池、风府穴，头顶痛取百会穴。

【注射方法】用1% 盐酸普鲁卡因 3 ~4 ml，每次取 1 ~2 穴，每穴注药 1 ~2 ml。

6. 失眠

处方一

【选用穴位】心俞、风池穴。

【注射方法】用苯巴比妥钠 0.01 g 加生理盐水或 5% 葡萄糖注射液 2 ml，于睡前注射。每晚 1 次，5 次为一疗程。

处方二

【选用穴位】左天宗穴内侧 0.2 ~0.3 cm 上（或天宗穴上敏感点）。

【注射方法】用呋喃硫胺及维生素 B_{12}各 1 支。隔日 1 次，10 次为一疗程。

处方三

【选用穴位】双侧安眠穴。

【注射方法】用当归注射液 4 ml，每穴注入 2 ml。每日 1 次，10 次为一疗程。

处方四

【选用穴位】主穴为足三里。心脾两虚配心俞、脾俞穴；心肾不交配心俞、肾俞穴；心胆气虚配心俞、胆俞穴；痰热扰心配中脘、内关穴；脾胃虚弱、胃气不和配脾俞、胃俞穴。

【注射方法】用丹参注射液或维生素 B_1 注射液，每次每穴注入 1 ml。每日 1 次，7 次为一疗程。

7. 三叉神经痛

处方一

【选用穴位】三叉神经第Ⅰ支痛取鱼腰、阳白、太阳、攒竹穴；第Ⅱ支痛取四白、太阳、迎香、翳风穴；第Ⅲ支痛取地仓、颊车、迎香穴。如有扳机点可取扳机点。

【注射方法】用山莨菪碱 10 ~20 mg，每次每穴注入 5 ~10 mg。每日 1 次，发作不频者隔 1 ~2 日 1 次。均取患侧穴位，交替使用。

处方二

【选用穴位】三叉神经第Ⅰ支痛取攒竹穴；第Ⅱ支痛取四白穴；第Ⅲ支痛

取下关或承浆穴。

【注射方法】用1%盐酸普鲁卡因0.5～1 ml或维生素 B_{12} 100 g，按发病部位注入患侧穴位。

处方三

【选用穴位】双侧太阳穴。

【注射方法】选用10%葡萄糖注射液5～10 ml，每次每穴注射2.5～5 ml，或两侧穴位交替使用。每日或隔日1次，一般2～3次见效。

8. 面神经炎（面瘫）

处方一

【选用穴位】①患侧阳白、四白、颊车、地仓穴；②患侧太阳、牵正、下关、翳风穴。

【注射方法】用维生素 B_1 100 mg加维生素 B_{12} 100 μg。也可用呋喃硫胺20 mg或加兰他敏2.5 mg。每次或隔日注射1次。

处方二

【选用穴位】额纹消失及眼闭合不全取阳白、攒竹、印堂、四白、太阳穴；不能耸鼻取四白、迎香、颧髎穴；口角歪斜取地仓、颊车、大迎、人中、承浆穴。

【注射方法】用士的宁1 mg加维生素 B_{12} 100 g，每次取3～4穴，每穴注入0.5 ml。每日1次，10次为一疗程。

处方三

【选用穴位】地仓穴分别透刺迎香、四白、颊车、承浆穴；阳白穴分别透刺鱼腰、攒竹、丝竹空穴，牵正穴透刺下关穴。

【注射方法】用维生素 B_1 50 mg、维生素 B_{12} 250 μg、加兰他敏1 mg、2%普鲁卡因1ml，每一透刺穴注入0.3 ml。隔日1次，5次为一疗程。

9. 坐骨神经痛

处方一

【选用穴位】主穴为大肠俞、环跳、殷门穴。小腿后侧至足跟痛者配委中、承山、昆仑穴；小腿前外侧足背痛配委阳、阳陵泉穴。各穴交替使用。

【注射方法】每次选用4～5穴，用醋酸泼尼松龙25 mg，加1%普鲁卡因10 ml、当归注射液2 ml混合液分注所选穴位。7日1次，5次为一疗程。

处方二

【选用穴位】主穴为秩边、臀中（秩边与环跳连线的中点）、环跳穴；配穴为殷门、委中、承山、昆仑、阳陵泉穴。

【注射方法】用维生素注射液 B_1 100 mg、维生素 B_{12} 500 μg、10%葡萄糖

注射液 15 ml 的混合液，每次取主穴 1 个，针刺 2 寸许，得气后退针少许，注入药液 10 ~ 12 ml；取配穴 2 ~ 3 个，注药 3 ml。隔日 1 次，10 次为一疗程。

处方三

【选用穴位】患侧环跳穴。

【注射方法】用复方丹参注射液 2 ml，隔日注射 1 次，10 次为一疗程。或用曲安缩松 40 mg、20% 普鲁卡因 2 ml 注射，注射后休息半小时，若注射 1 次不愈，7 日后再注射 1 次。

处方四

【选用穴位】环跳、殷门、委中、阳陵泉、绝骨穴。

【注射方法】用 1% 当归红花注射液，以长针头刺入环跳穴，待有触电感时，将针头退出 1 ~ 2 cm，注入药液，3 ~ 4 次后，则按经络循行取其他穴位注射，每次取 1 ~ 2 穴，每穴注药 1 ~ 3 ml。隔日 1 次，15 次为一疗程。

处方五

【选用穴位】体穴有环跳、承扶、秩边、昆仑穴；耳穴有神门、肾上腺穴。

【注射方法】用 10% 葡萄糖注射液 20 ml，加入维生素 B_1 注射液 100 mg、维生素 B_6 注射液 50 mg。耳穴每穴注射 0.1 ml，体穴每穴注射 3 ml。每日或隔日 1 次，10 次为一疗程。

10. 颈椎病

处方一

【选用穴位】双侧颈椎 5、6 夹脊穴（棘突下旁开 5 分取之）。

【注射方法】令患者取坐位，头稍前倾 10° ~ 20°，用齿科 5 号针垂直或针尖与颈椎成 70°进针，刺入 1.2 ~ 1.5 寸，待针感传导至枕、肩、臂、肘、指等处时，用复方当归注射液及骨宁注射液各 2 ml 缓慢注射。隔日 1 次，10 次为一疗程。

处方二

【选用穴位】风池穴、双侧夹脊痛点。

【注射方法】用曲安奈德 0.5 mg 和 0.25% 普鲁卡因 1 ml，用强刺激手法，待患者有电刺激样麻木及胀痛感，再注入药物。隔日 1 次，7 次为一疗程。

处方三

【选用穴位】大杼、肩中俞、肩外俞、天突穴。

【注射方法】每次取 2 穴，用 1% 普鲁卡因 2 ml，或维生素 B_1 100 mg、维生素 B_{12} 0.25 ~ 0.5 mg，每穴注射 0.5 ml。每日或隔日 1 次，10 次为一疗程。

处方四（适用于神经根型）

【选用穴位】主穴为颈2～7夹脊穴；配穴为患侧肩井、天宗、肩髃、臂臑、曲池、手三里、外关、合谷、阿是穴。

【注射方法】每次取2对相间颈夹脊穴交替使用，配穴依病情选2～3穴，主、配共取6～7穴，用寻骨风注射液5 ml、维生素 B_{12} 1 ml，每穴注入0.8～1 ml，配合艾条灸夹脊穴30分钟。每日1次，10次为一疗程。

处方五（适用于椎动脉型）

【选用穴位】风池、风府、大椎、阿是穴。

【注射方法】用2%利多卡因1 ml、丹参注射液2 ml、注射用水1 ml，每次取2～4穴，每穴注入0.5～1 ml。每周2次，2周为一疗程。

11. 第三腰椎横突综合征

【选用穴位】阿是穴、双侧肾俞穴。

【注射方法】第1次用泼尼松龙混悬液2 ml加1%普鲁卡因2 ml，阿是穴注入2 ml，双侧肾俞穴每穴各注入1 ml；第2～5次用当归注射液3 ml加维生素 B_{12} 注射液3 ml，每穴注入2 ml。两组药液交替使用。每日1次，10次为一疗程。

12. 腰椎间盘突出症

处方一

【选用穴位】肾俞、关元俞、气海俞、大肠俞、承扶、殷门、委中、委阳、承山、腰部华佗夹脊穴。

【注射方法】用维生素 B_1 100 mg、维生素 B_{12} 250 μg、三磷酸腺苷20 mg，每次选用2～3穴。每日1次，10次为一疗程。

处方二

【选用穴位】病变部位的华佗夹脊穴，可根据临床症状配用八髎穴。

【注射方法】用利多卡因0.1～0.2 g、地塞米松5～10 mg、维生素 B_1 注射液100 mg、糜蛋白酶4 000 u混合液，每次选用1个或多个穴位注射。隔日1次，10次为一疗程。

处方三

【选用穴位】病变部位的华佗夹脊穴、患侧环跳穴。

【注射方法】用丹参注射液2 ml、当归注射液2 ml、维生素 B_{12} 1 ml，每次选用1～2穴。2日注射1次，5次为一疗程。

处方四

【选用穴位】主穴为腰4至骶1夹脊、肾俞、阿是穴；配穴为殷门、委中、承山、阳陵泉、阳交、悬钟穴。

【注射方法】按疼痛放射部位，选取主穴及配穴共4个，分为2组，交替使用，每次2穴。用甲钴胺注射液500 μg，加生理盐水稀释成3 ml，主穴注入1 ml，配穴注入2 ml。隔日1次，10次为一疗程。

13. 肩关节周围炎

处方一

【选用穴位】肩髃、肩髎、肩贞、肩前穴。

【注射方法】用氢化可的松25 mg加适量1%普鲁卡因注射液于压痛点，每周1次；或用10%葡萄糖注射液5 ml注射于压痛点。隔日1次，5次为一疗程。

处方二

【选用穴位】患侧手三里穴。

【注射方法】用阿尼利定（安痛定）1～2 ml，每日注射1次，3天后改为隔日1次，7次为一疗程。

处方三

【选用穴位】天宗、肩前穴。

【注射方法】将普鲁卡因注射液2 ml、强地松龙注射液2.5 ml、注射用水5 ml混匀，将混合液平分于肩前、天宗穴处。7日1次。

处方四

【选用穴位】肩髃、肩髎、肩贞穴。

【注射方法】用蜂毒注射液2 ml，每穴注入0.5 ml。每日1次，10次为一疗程。

14. 关节炎

处方一

【选用穴位】肩关节有肩髃、肩髎、肩井、天宗穴；肘关节有曲池、天井、手三里、合谷穴；腕、掌、指关节有阳池、阳溪、大陵、外关、合谷、三间、上八邪穴；髋关节有环跳、居髎、阳陵泉、绝骨穴；膝关节有内外膝眼、梁丘、委中、膝阳关、曲泉、阳陵泉、足三里穴；踝关节有昆仑、太溪、解溪、丘墟、然谷穴；跖趾关节有八风、内庭、太冲、阳辅穴；脊椎关节有相应的夹脊穴、背俞穴。

【注射方法】①当归、丹参、威灵仙、骨宁等注射液，每穴0.5～1 ml；②0.5%～2%普鲁卡因，每穴1～5 ml；③5%～10%葡萄糖注射液或生理盐水，每穴5～10 ml。每隔1～3日注射1次，10次为一疗程。

处方二

【选用穴位】上肢主穴取外关，配合谷、曲池穴；下肢主穴取阳陵泉，配绝骨、解溪穴；腰背主穴取大杼穴，配大椎、身柱、至阳、阳关、命门或华佗夹脊穴。

【注射方法】每次取 3～6 穴，每穴注射风仙、透骨草、骨碎补制成的注射液 0.5～0.8 ml。每日 1 次，10 次为一疗程。

处方三

【选用穴位】病变关节局部及阿是穴。

【注射方法】每次选 2～3 穴，用复方马钱子或追风速等注射液，每次注射 0.5～1 ml。每日 1 次，7 次为一疗程。

15. 腰部软组织劳损

处方一

【选用穴位】阿是穴。

【注射方法】①1% 葡萄糖注射液 5～10 ml 加维生素 B_1 注射液 100 mg；②泼尼松龙 25 mg 加 2% 普鲁卡因 2 ml 注射；③复方当归注射液 2～4 ml。隔日 1 次，10 次为一疗程。

处方二

【选用穴位】命门穴。

【注射方法】用曲克芦丁（维脑路通）液每次缓慢注射 1～1.5 ml。隔日 1 次，5 次为一疗程。

处方三

【选用穴位】上腰痛取肾俞穴，下腰痛取白环俞穴。

【注射方法】用复方当归注射液每穴注射 1～2 ml。隔日 1 次，5 次为一疗程。

16. 梨状肌综合征

处方一

【选用穴位】阿是穴（梨状肌表面投影压痛最明显）、秩边穴。

【注射方法】用维生素 B_1 0.1 g、维生素 B_{12} 0.2 mg、泼尼松龙 50 mg、2% 利多卡因 10 mg。4 日注射 1 次，5 次为一疗程。

处方二

【选用穴位】秩边穴。

【注射方法】用 50% 葡萄糖注射 6 ml、25% 硫酸镁注射液 4 ml、呋喃硫胺注射液 20 mg。隔日注射 1 次，5 次为一疗程。

处方三

【选用穴位】环跳、委中、承山、阳陵泉穴。

【注射方法】用复方当归注射液 4 ml、泼尼松龙注射液 2 ml，每穴注入

1.5 ml。隔日1次，3次为一疗程。

处方四

【选用穴位】双侧足三里穴。

【注射方法】用维生素 B_{12} 100 mg/2 ml，维生素 B_{12} 100 μg/1 ml 混合均匀，每日早晨7~9点，快速进针刺入皮下，稍作提插，于双侧足三里穴出现酸、麻、胀感后，将上述混合药液徐徐注入。每日注射1次，10次为一疗程。

17. 慢性前列腺炎

处方一

【选用穴位】①双侧归来、三阴交穴；②会阴、双侧次髎穴。

【注射方法】用复方丹参注射液4 ml，会阴穴注射2 ml，其他穴位各1 ml，两组穴位交替使用。2日1次，10次为一疗程。

处方二

【选用穴位】主穴为关元、曲骨、会阴穴；配穴为肾俞、上髎、命门、足三里穴。

【注射方法】用麝香注射液1支、鱼腥草注射液2支共5 ml，每次取主穴2个、配穴2~3个交替使用，腹部穴位注药1 ml，腰部穴位注药1.5 ml。每日1次，10次为一疗程。

18. 痤疮

处方一

【选用穴位】足三里穴。

【注射方法】抽取患者肘静脉血液3 ml或5~6 ml，迅速注射到一侧或双侧足三里穴内。30日1次。

处方二

【选用穴位】肺俞、足三里、曲池穴。

【注射方法】用西咪替丁3 ml加2%利多卡因1.5 ml混合，每穴注射0.5 ml。每日1次，10次为一疗程。

处方三

【选用穴位】曲池、尺泽、足三里穴。

【注射方法】用板蓝根注射液，双侧穴位交替注射，每穴注入1~1.5 ml。每日或隔日1次，10次为一疗程。

19. 鼻炎

处方一

【选用穴位】迎香穴。

【注射方法】用5%当归灭菌液1 ml，加少量0.5%的盐酸普鲁卡因，每侧穴位注射药液 0.5 ml。每日 1 次，7 次为一疗程。

处方二（适用于过敏性鼻炎）

【选用穴位】双侧下关穴。

【注射方法】用 2% 普鲁卡因 2 ml 和地塞米松 5 mg，针头直刺入下关穴 2.5 ~ 3.5 cm，双侧注射。3 日 1 次，4 次为一疗程。

处方三（适用于过敏性鼻炎）

【选用穴位】双侧迎香穴。

【注射方法】用曲安奈德（曲安缩松）注射液 1 ml，或加入 2% 利多卡因 0.5 ~ 1 ml，每穴注入 0.5 ~ 1 ml，双侧注射。20 日 1 次，3 次为一疗程。

20. 耳鸣、耳聋

处方一（适用于神经性耳鸣）

【选用穴位】主穴为听宫、中渚穴；配穴，肝火旺者配太冲，痰火蕴结配丰隆穴，外感风热配合谷穴，脾虚配足三里穴，肾虚配太溪穴。

【注射方法】用维生素 B_{12} 注射液 0.5 mg，每穴注入 0.5 ml。隔日 1 次，10 次为一疗程。

处方二

【选用穴位】①翳风、听会、中渚穴；②听宫、下关、侠溪穴。肝阳偏亢者配太溪、丘墟穴，痰热郁结配丰隆穴，脾胃虚弱配脾俞、胃俞、足三里穴，肾阳衰亏配肾俞、太溪、关元穴。

【注射方法】用 5% 当归注射液 4 ml 与维生素 B_{12} 1 mg 混匀，每次选 4 ~ 6 穴，面部每穴注入 0.5 ~ 1 ml，肢体每穴注入 1 ~ 2 ml。隔 3 日 1 次，两组穴位交替使用 5 次为一疗程。

处方三（适用于神经性耳聋）

【选用穴位】听宫、翳风穴。

【注射方法】用地塞米松 2 mg、2% 普鲁卡因 2 ml，分 2 次注射，于患侧穴位注射。每周 2 次，8 次为一疗程。

处方四（适用于突发性耳聋）

【选用穴位】翳风、风池、听会穴。

【注射方法】用三磷酸腺苷注射液在双侧翳风穴各注射 0.5 ml，复方丹参注射液在双侧风池穴各注射 0.5 ml，山莨菪碱注射液在双侧听会穴各注射 0.2 ml。隔日 1 次，7 次为一疗程。

21. 月经不调

处方一

【选用穴位】耳穴的脑点、卵巢、内分泌。

【注射方法】用维生素 B_1 100 mg/2 ml 或 3% ~5% 当归注射液 2 ml，也可用 3% ~5% 红花注射液 2 ml。选取上述药液中的一种，每次每穴注入 0.2 ml，每日或隔日注射 1 次，15 次为一疗程。

处方二

【选用穴位】双侧关元俞、双侧三阴交穴。

【注射方法】当归注射液 2 ml，每日每穴注射 0.5 ml。每日 1 次，5 次为一疗程。

22. 痛经

处方一

【选用穴位】肾俞、次髎、关元、血海、三阴交穴。

【注射方法】用 2% 普鲁卡因 1 ml，加生理盐水适量，或取当归注射液或红花注射液 6 ~8 ml，腰痛重者取腰部 1 穴，腹痛甚者取腹部 1 穴，再配双下肢 1 穴，每穴注药 1 ml 左右，每日 1 ~2 次。下一次治疗应于月经来潮前 1 ~2 日开始，可预防或减轻痛经发作，连续治疗 3 ~5 个经期。

处方二

【选用穴位】环跳、关元或上髎、次髎穴。

【注射方法】用 1% 普鲁卡因注射液于穴位皮下注射，每穴 0.5 ~1 ml。每日 1 次，连续 3 ~5 日。

处方三

【选用穴位】中极、双侧承山或双侧三阴交穴。

【注射方法】用阿尼利定（安痛定）2 ml 加生理盐水适量，每穴注入 1 ~2 ml。每日 1 次，连续 3 ~5 日。

处方四

【选用穴位】中极、关元、三阴交穴。气滞血瘀配膈俞穴，寒湿凝滞配脾俞穴，气血虚弱配足三里穴。

【注射方法】气滞血瘀型用 5% 当归注射液 4 ml，寒湿凝滞型用 5% 当归注射液 2 ml 加胎盘组织液 2 ml，气血虚弱型用胎盘组织液 4 ml，每穴注入 1 ml，每日或隔日 1 次，左右交替，10 次为一疗程。

处方五

【选用穴位】肾俞、次髎、地机穴。

【注射方法】用士的宁注射液 2 mg、维生素 B_{12} 注射液 0.1 mg 混合液，每次 2 穴，左右穴位交替使用。每日或隔日 1 次，连续 3 ~5 日。

23. 功能性子宫出血

处方一

【选用穴位】关元、三阴交、中极、血海穴。

【注射方法】用5%当归注射液或维生素B_{12}注射液，每穴注入0.5 ml。每日1次，10次为一疗程。

处方二

【选用穴位】耳穴的子宫、膈。

【注射方法】用维生素K_3注射液两耳每穴注射0.1 ml。每日1次，连续注射3次。

24. 慢性盆腔炎

处方一

【选用穴位】维胞、气穴、关元、气海、肾俞、次髎、足三里、三阴交穴。

【注射方法】用维生素B_1 50 mg加生理盐水稀释到5 ml，或用黄连、当归、红花、胎盘组织液等注射液，每次选用2～4穴，在所取穴位附近寻找阳性反应点，每穴注射药液0.5～1 ml。隔日1次，7次为一疗程。

处方二

【选用穴位】①关元、双侧三阴交穴；②气海、双侧足三里穴。

【注射方法】用黄连素注射液3 ml，加入0.5%盐酸普鲁卡因3 ml，两组穴位交替注射。每日1次，10次为一疗程。

处方三

【选用穴位】子宫或中极、次髎、双侧足三里穴，腰痛加肾俞穴。

【注射方法】丹参注射液4 ml加生理盐水6 ml分注双子宫或中极、次髎穴，炎症明显伴带下色黄时用复方穿心莲注射液4 ml代替丹参注射液，另用维生素B_1 100 mg、维生素B_{12} 200 μg加生理盐水4 ml分注双侧足三里穴，腰部酸痛时选胎盘组织液4 ml加生理盐水4 ml，分注双侧肾俞穴。

处方四

【选用穴位】子宫穴。

【注射方法】①将妥布霉素注射液160 mg、2%利多卡因2 ml、生理盐水4 ml混匀，双侧子宫穴交替注射。每日1次，10次为一疗程。②或用鱼腥草注射液20 ml，双侧交替注射。每日1次，10次为一疗程。

处方五

【选用穴位】次髎穴。

【注射方法】①用庆大霉素16×10^4 u、地塞米松5 mg、糜蛋白酶400 u加生理盐水2 ml稀释，双侧各注射2.5 ml。2日1次，5次为一疗程。②或用鱼腥草注射液4 ml、小诺米行（硫酸小诺霉素）2 ml，双侧交替注射。每日1次，12次为一疗程（行经期间停止治疗）。

25. 不孕症

处方一

【选用穴位】次髎或中髎穴。

【注射方法】常用抗生素如洁霉素、庆大霉素、阿米卡星（丁胺卡那霉素）、头孢唑啉钠、利巴韦林（病毒唑）等注射液，选用2种，和活血药（选用当归或川芎嗪注射液中的一种），加入软化组织药（玻璃酸酶或胎盘组织液、α-糜蛋白酶中的任一种），再加入地塞米松2 mg及2%利多卡因1.5 ml。1~2日注射1次，7次为一疗程。

处方二

【选用穴位】①关元、子宫、归来穴；②中极、水道、气海穴。

【注射方法】将当归、红花注射液各3 ml、胎盘组织液4 ml混合，两组穴位交替注射，每穴2 ml。隔日1次，10次为一疗程。

处方三

【选用穴位】双侧子宫穴。

【注射方法】用丹参注射液2 ml、生理盐水3 ml混合与α-糜蛋白酶5 mg、生理盐水5 ml，两组药物交替使用，分别注射于双侧子宫穴。每日1次，15次为一疗程。

26. 更年期综合征

处方一

【选用穴位】肝俞、肾俞、足三里、三阴交穴。

【注射方法】用10%当归注射液与10%五味子注射液各3 ml，每次取背俞与体穴各1对，交替使用，每穴注药1.5 ml。每日1次，6次为一疗程。

处方二

【选用穴位】主穴为肝俞穴；配穴为心俞、脾俞、肾俞穴。

【注射方法】每次选主穴与配穴各1对，用当归与复方丹参注射液两种药物交替使用，每穴注入1 ml。每周2次，10次为一疗程。

处方三

【选用穴位】主穴：肝俞、三阴交穴；配穴：肝经郁热取阳陵泉穴，肾精亏损配肾俞穴，肾阳虚衰配命穴，心脾两虚配心俞、足三里穴。

【注射方法】用地西泮（安定）注射液0.3~0.4 ml，每穴注射0.1 ml。每日1次，6次为一疗程。

27. 脑性瘫痪

处方一

【选用穴位】主穴：哑门、风池、大椎穴。配穴：上肢瘫痪加曲池、肩髃、手三里、外关、尺泽、内关穴；下肢瘫痪加环跳、伏兔、足三里、阳陵泉、悬钟、委中穴；腰软无力取肾俞、大肠俞、命门穴；语言障碍取上廉泉、合谷穴；流涎取上廉泉、地仓穴。

【注射方法】每次轮流选择主穴1个、配穴1～2个，根据病人的年龄及病情，用脑活素注射液2～5 ml，每穴注入0.5～2 ml，对少数严重瘫痪者可适当加醋谷胺注射液。隔日1次，10次为一疗程。

处方二

【选用穴位】主穴：风池、太溪。配穴：多动不安加神门、太冲穴；自闭沉静加足三里、三阴交穴；语言障碍加列缺、合谷穴；上肢功能障碍加曲池、外关穴；下肢功能障碍加环跳、阳陵泉、承山、绝骨穴；颈软无力加大杼、百会穴；流涎加地仓、颊车穴。

【注射方法】每次取2～3穴（双侧），3岁以下用脑多肽2 ml，3岁以上用脑多肽4 ml，可根据病情适当增加或减少用药量，将所用药物平均注入所取穴位。隔日1次，1个月为一疗程。

28. 遗尿症

处方一

【选用穴位】会阴穴。

【注射方法】硝酸士的宁2 mg皮下注射。每日1次，10次为一疗程。

处方二

【选用穴位】曲骨、三阴交穴。

【注射方法】0.3%麻黄碱注射液每穴注入0.5 ml。每日1次，7次为一疗程。

处方三

【选用穴位】关元穴。

【注射方法】垂直进针0.3～0.8 cm，得气后注入阿托品，小于10岁者用0.25 mg，大于10岁者用0.5 mg。每日1次，10次为一疗程。

处方四

【选用穴位】肾俞穴。

【注射方法】阿托品0.5 mg加2%普鲁卡因2 ml混匀，每侧注入1.5 ml。隔日1次，5次为一疗程。

处方五

【选用穴位】耳穴的肾、膀胱（均为双侧）。

【注射方法】100 μg 或 250 μg 维生素 B_{12}，针头刺入皮下至软骨，每穴注入 0.2ml。每周 2～3 次，5 次为一疗程。

第五节　常见意外情况及其处理和预防

一、常见意外情况种类

1. 感染

感染多由于消毒不严格或药液浓度较大，注于软组织较薄处，长时间不吸收所致。感染局部轻者发炎，重者化脓，甚至形成溃疡，愈合后留有瘢痕，有的发生深部脓肿，出现败血症，如关节腔内感染，可致关节强直。

2. 神经损伤

神经损伤多由于针头较粗，刺伤神经干或因药物作用所致神经麻痹。其中以上肢正中神经、桡神经及下肢腓神经损伤者较多，颜面神经损伤以及小儿坐骨神经损伤者偶有所见。

3. 药物过敏

药物过敏轻者局部或全身出现药疹，重者可出现过敏性休克。

4. 血肿

血肿多由于进针不当而刺破血管或针尖尖端带钩损伤组织所致。一般注射局部出现肿胀疼痛，继而皮下瘀紫。

二、处理办法

（1）一旦发生意外，应以积极的态度迅速进行有效的治疗，以防止继续发展、恶化。

（2）对于感染者应做到早期发现、早期治疗，防止化脓，如已化脓应予以外科处理。

（3）神经麻痹的治疗，常用维生素 B_1、维生素 B_{12}、加兰他敏注射液，中药内服或熏洗以及针灸、理疗、功能锻炼等。轻者经过治疗尚可恢复，重者经治疗 1 年尚不好转者，则难以恢复。

（4）发生过敏反应时，应立即停止注射，应用脱敏药物进行治疗。如遇过敏性休克者需要迅速抢救。

（5）发生血肿时，若局部小块瘀血，一般不必处理，可自行消退；若出血过多，瘀肿较大、疼痛较剧者，应于24小时内冷敷止血，再热敷促进瘀血消散吸收。

三、预防措施

（1）必须严格按照操作规程进行操作，熟悉各注意事项。

（2）树立良好的医德，操作细心认真。

（3）严格消毒，必须有严格的无菌观念。

（4）所用药物必须清楚，对于新的制剂，未经鉴定，不可随意用于人体。

（5）进针探找感觉，不可猛刺、乱刺，如遇强烈触电感并沿神经走向放散，多为刺中较大神经干，需要将针头退出少许，再注入药液。

（6）选穴进针时，应避开血管，进针后提插幅度不能过大。

【附】

穴位注射疗法集穴位、针刺、药物三者的作用于一体，具有适应证广、奏效迅速、经济实用、简便易行等优越性，各级医疗单位的中西医护人员只要掌握针灸学中常用穴位的定位方法、治疗作用以及各种常用药物的治疗作用即可施用此疗法。本章以中西医理论为基础，集临床各医家的临床资料撰写而成。

附录一

常用穴位定位简表

穴　位	定　位
中府（LU1）	在胸前壁的外上方，云门穴下1寸，平第一肋间隙，距正中线6寸
云门（LU2）	在胸前壁的外上方，肩胛骨喙突上方，锁骨下窝凹陷处，距前正中线6寸
天府（LU3）	在臂内侧面，肱二头肌桡侧缘，腋前横纹头下3寸处
侠白（LU4）	在臂内侧面，肱二头肌桡侧缘，腋前横纹头下4寸或肘横纹上5寸处
尺泽（LU5）	肘横纹中，肱二头肌腱桡侧凹陷中
孔最（LU6）	在前臂掌面桡侧，当尺泽与太渊连线上，腕横纹上7寸
列缺（LU7）	在前臂桡侧缘，桡骨茎突上方，腕横纹上1.5寸。当肱桡肌与拇长展肌腱之间
经渠（LU8）	在前臂掌面桡侧，桡骨茎突与桡动脉之间的凹陷处，腕横纹上1寸
太渊（LU9）	在腕掌侧横纹桡侧，桡动脉搏动处
鱼际（LU10）	在手拇指本节（第一掌指关节）后凹陷处，约当第一掌骨中点桡侧，赤白肉际处
少商（LU11）	在拇指末节桡侧，距指甲角0.1寸
商阳（LI1）	在食指末端桡侧，距指甲角0.1寸
二间（LI2）	微握拳，在手食指本节前（第二掌指关节），桡侧凹陷处
三间（LI3）	微握拳，在手食指本节后（第二掌指关节），桡侧凹陷处
合谷（LI4）	在手背，第一、第二掌骨间，当第二掌骨桡侧的中点处
阳溪（LI5）	在腕背横纹桡侧，手拇指向上翘起时，当拇短伸肌腱和拇长伸肌腱之间的凹陷中
偏历（LI6）	屈肘，在前臂背面桡侧，当阳溪与曲池穴连线上，腕横纹上3寸
温溜（LI7）	屈肘，在前臂背面桡侧，当阳溪穴与曲池穴连线上，腕横纹上5寸

（续上表）

穴 位	定 位
下廉（LI8）	在前臂背面桡侧，当阳溪穴与曲池穴连线上，肘横纹下4寸
上廉（LI9）	在前臂背面桡侧，当阳溪穴与曲池穴连线上，肘横纹下3寸
手三里（LI10）	在前臂背面桡侧，当阳溪穴与曲池穴连线上，肘横纹下2寸
曲池（LI11）	在肘横纹外侧端，屈肘时当尺泽与肱骨外上髁连线中点
肘髎（LI12）	在臂外侧，屈肘，曲池上方1寸，当肱骨边缘处
手五里（LI13）	在臂外侧，当曲池与肩髃连线上，曲池穴上3寸处
臂臑（LI14）	在臂外侧，三角肌止点处，当曲池与肩髃连线上，曲池穴上7寸
肩髃（LI15）	在肩部，三角肌上，臂外展或向前平伸时，当肩峰前下方凹陷处
巨骨（LI16）	在肩上部，当锁骨肩峰端与肩胛冈之间凹陷处
天鼎（LI17）	在颈外侧部，胸锁乳突肌后缘，当喉结旁扶突与缺盆连线中点
扶突（LI18）	在颈外侧部，喉结旁，当胸锁乳突肌的前后缘之间
口禾髎（LI19）	在上唇部，鼻孔外缘直下，平水沟穴
迎香（LI20）	在鼻翼外缘中点旁，当鼻唇沟中
承泣（ST1）	在面部瞳孔直下，当眶下缘与眼球之间
四白（ST2）	在面部瞳孔直下，当眶下孔凹陷中
巨髎（ST3）	在面部瞳孔直下，平鼻翼下缘处，当鼻唇沟外侧
地仓（ST4）	在面部口角外侧，上直对瞳孔
大迎（ST5）	在下颌角前方，咬肌附着部的前缘，面动脉搏动处
颊车（ST6）	在面颊部，下颌角前上方约一横指（中指），当咀嚼时咬肌隆起，按之凹陷处
下关（ST7）	在面部耳前方，当颧弓与下颌切迹所形成的凹陷中
头维（ST8）	在头侧部，当额角发际上0.5寸，头正中线旁4.5寸
人迎（ST9）	在颈部喉结旁，当胸锁乳突肌前缘，颈总动脉搏动处
水突（ST10）	在颈部胸锁乳突肌的前缘，当人迎与气舍连线的中点
气舍（ST11）	在颈部，当锁骨内侧端的上缘，胸锁乳突肌的胸骨头与锁骨头之间
缺盆（ST12）	在锁骨上窝中央，距前正中线4寸
气户（ST13）	在胸部，当锁骨中点下缘，距前正中线4寸

（续上表）

穴　位	定　位
库房（ST14）	在胸部，当第1肋间隙，距前正中线4寸
屋翳（ST15）	在胸部，当第2肋间隙，距前正中线4寸
膺窗（ST16）	在胸部，当第3肋间隙，距前正中线4寸
乳中（ST17）	在胸部，当第4肋间隙，乳头中央，距前正中线4寸
乳根（ST18）	在胸部，当乳头直下，乳房根部，第5肋间隙，距前正中线4寸
不容（ST19）	在上腹部，当脐中上6寸，距前正中线2寸
承满（ST20）	在上腹部，当脐中上5寸，距前正中线2寸
梁门（ST21）	在上腹部，当脐中上4寸，距前正中线2寸
关门（ST22）	在上腹部，当脐中上3寸，距前正中线2寸
太乙（ST23）	在上腹部，当脐中上2寸，距前正中线2寸
滑肉门（ST24）	在上腹部，当脐中上1寸，距前正中线2寸
天枢（ST25）	在腹中部，距脐中2寸
外陵（ST26）	在下腹部，当脐中下1寸，距前正中线2寸
大巨（ST27）	在下腹部，当脐中下2寸，距前正中线2寸
水道（ST28）	在下腹部，当脐中下3寸，距前正中线2寸
归来（ST29）	在下腹部，当脐中下4寸，距前正中线2寸
气冲（ST30）	在腹股沟稍上方，当脐中下5寸，距前正中线2寸
髀关（ST31）	在大腿前面，当髂前上棘与髌底外侧端的连线上，屈股时平会阴，居缝匠肌外侧凹陷处
伏兔（ST32）	在大腿前面，当髂前上棘与髌底外侧端的连线上，髌底上6寸
阴市（ST33）	在大腿前面，当髂前上棘与髌底外侧端的连线上，髌底上3寸
梁丘（ST34）	屈膝，在大腿前面，当髂前上棘与髌底外侧端的连线上，髌底上2寸
犊鼻（ST35）	屈膝，在膝部髌骨与髌韧带外侧凹陷中
足三里（ST36）	在小腿前外侧，当犊鼻下3寸，距胫骨前缘一横指（中指）
上巨虚（ST37）	在小腿前外侧，当犊鼻下6寸，距胫骨前缘一横指（中指）
条口（ST38）	在小腿前外侧，当犊鼻下8寸，距胫骨前缘一横指（中指）
下巨虚（ST39）	在小腿前外侧，当犊鼻下9寸，距胫骨前缘一横指（中指）

（续上表）

穴 位	定 位
丰隆（ST40）	在小腿前外侧，当外踝尖上8寸，条口外，距胫骨前缘二横指（中指）
解溪（ST41）	在足背与小腿交界处的横纹中央凹陷中，当拇长伸肌腱与趾长伸肌腱之间
冲阳（ST42）	在足背最高处，当拇长伸肌腱和趾长伸肌腱之间，足背动脉搏动处
陷谷（ST43）	在足背，当第2、第3跖骨结合部前方凹陷处
内庭（ST44）	在足背，当第2、第3趾间，趾蹼缘后方赤白肉际处
厉兑（ST45）	在足第2趾末节外侧，距趾甲角0.1寸（指寸）
隐白（SP1）	在足大趾末节内侧，距趾甲角0.1寸（指寸）
大都（SP2）	在足内侧缘，当足大趾本节（第1趾跖关节）前下方赤白肉际凹陷处
太白（SP3）	在足内侧缘，当足大趾本节（第1趾跖关节）后下方赤白肉际凹陷处
公孙（SP4）	在足内侧缘，当第1跖骨基底部的前下方
商丘（SP5）	在足内踝前下方凹陷中，当舟骨结节与内踝尖连线的中点
三阴交（SP6）	在小腿内侧，当足内踝尖上3寸，胫骨内侧缘后方
漏谷（SP7）	在小腿内侧，当足内踝尖与阴陵泉的连线上，距内踝尖6寸，胫骨内侧缘后方
地机（SP8）	在小腿内侧，当足内踝尖与阴陵泉的连线上，阴陵泉穴下3寸
阴陵泉（SP9）	在小腿内侧，当胫骨内侧髁后下方凹陷中
血海（SP10）	屈膝，在大腿内侧，髌底内侧端上2寸，当股四头肌内侧头的隆起处
箕门（SP11）	在大腿内侧，当血海与冲门连线上，血海上6寸
冲门（SP12）	在腹股沟外侧，距耻骨联合上缘中点3.5寸，当髂外动脉搏动处的外侧
府舍（SP13）	在下腹部，当脐中下4寸，冲门上方0.7寸，距前正中线4寸
腹结（SP14）	在下腹部，大横下1.3寸，距前正中线4寸
大横（SP15）	在腹中部，距脐中4寸
腹哀（SP16）	在上腹部，当脐中上3寸，距前正中线4寸
食窦（SP17）	在胸外侧部，当第5肋间隙，距前正中线6寸
天溪（SP18）	在胸外侧部，当第4肋间隙，距前正中线6寸

（续上表）

穴 位	定 位
胸乡（SP19）	在胸外侧部，当第3肋间隙，距前正中线6寸
周荣（SP20）	在胸外侧部，当第2肋间隙，距前正中线6寸
大包（SP21）	在侧胸部腋中线上，当第6肋间隙处
极泉（HT1）	在腋窝顶点，腋动脉搏动处
青灵（HT2）	在臂内侧，当极泉与少海的连线上，肘横纹上3寸，肱二头肌的内侧沟中
少海（HT3）	屈肘，当肘横纹内侧端与肱骨内上髁连线之中点处
灵道（HT4）	在前臂掌侧，当尺侧腕屈肌腱的桡侧，腕横纹上1.5寸
通里（HT5）	在前臂掌侧，当尺侧腕屈肌腱的桡侧，腕横纹上1寸
阴郄（HT6）	在前臂掌侧，当尺侧腕屈肌腱的桡侧，腕横纹上0.5寸
神门（HT7）	在腕部，腕掌侧横纹尺侧端，尺侧腕屈肌腱的桡侧凹陷中
少府（HT8）	在手掌面，第4、第5掌骨之间，握拳时当小指尖处
少冲（HT9）	在手小指末节桡侧，距指甲角0.1寸
少泽（SI1）	在手小指末节尺侧，距指甲角0.1寸
前谷（SI2）	在手尺侧，微握拳，当小指本节（第5掌指关节）前的掌指横纹头赤白肉际
后溪（SI3）	在手掌尺侧，微握拳，当小指本节（第5指掌关节）后的远侧掌横纹头赤白肉际
腕骨（SI4）	在手掌尺侧，当第5掌骨基底与钩骨之间的凹陷处，赤白肉际
阳谷（SI5）	在手腕尺侧，当尺骨茎突与三角骨之间的凹陷处
养老（SI6）	在前臂背面尺侧，当尺骨小头近端桡侧凹陷中
支正（SI7）	在前臂背面尺侧，当阳谷与小海的连线上，腕背横纹上5寸
小海（SI8）	在肘内侧，当尺骨鹰嘴与肱骨内上髁之间凹陷处
肩贞（SI9）	在肩关节后下方，臂内收时，腋后纹头上1寸（指寸）
臑俞（SI10）	在肩部，当腋后横纹直上，肩胛冈下缘凹陷中
天宗（SI11）	在肩胛部，当冈下窝中央凹陷处，与第4胸椎相平
秉风（SI12）	在肩胛部冈上窝中央，天宗直上，举臂有凹陷处

（续上表）

穴　位	定　位
曲垣（SI13）	在肩胛部，冈上窝内侧端，当臑俞与第2胸椎棘突连线的中点处
肩外俞（SI14）	在背部，当第1胸椎棘突下，旁开3寸
肩中俞（SI15）	在背部，当第7颈椎棘突下，旁开2寸
天窗（SI16）	在颈外侧部，胸锁乳突肌的后缘，扶突后，与喉结相平
天容（SI17）	在颈外侧部，当下颌角的后方，胸锁乳突肌的前缘凹陷中
颧髎（SI18）	在面部，当目外眦直下，颧骨下缘凹陷处
听宫（SI19）	在面部，耳屏前，下颌骨髁状突的后方，张口时呈凹陷处
睛明（BL1）	在面部，目内眦角稍上方凹陷处
攒竹（BL2）	在面部，当眉头凹陷中，眶上切迹处
眉冲（BL3）	在头部，当攒竹直上入发际0.5寸，神庭与曲差连线之间
曲差（BL4）	在头部，当前发际正中直上0.5寸，旁开1.5寸，即神庭与头维连线的内1/3与中1/3交点上
五处（BL5）	在头部，当前发际正中直上1寸，旁开1.5寸
承光（BL6）	在头部，当前发际正中直上2.5寸，旁开1.5寸
通天（BL7）	在头部，当前发际正中直上4寸，旁开1.5寸
络却（BL8）	在头部，当前发际正中直上5.5寸，旁开1.5寸
玉枕（BL9）	在后头部，当后发际正中直上2.5寸，旁开1.3寸，平枕外隆凸上缘的凹陷处
天柱（BL10）	在项部，大筋（斜方肌）外缘之后发际凹陷中，约当后发际正中旁开1.3寸
大杼（BL11）	在背部，当第1胸椎棘突下，旁开1.5寸
风门（BL12）	在背部，当第2胸椎棘突下，旁开1.5寸
肺俞（BL13）	在背部，当第3胸椎棘突下，旁开1.5寸
厥阴俞（BL14）	在背部，当第4胸椎棘突下，旁开1.5寸
心俞（BL15）	在背部，当第5胸椎棘突下，旁开1.5寸
督俞（BL16）	在背部，当第6胸椎棘突下，旁开1.5寸
膈俞（BL17）	在背部，当第7胸椎棘突下，旁开1.5寸

（续上表）

穴　位	定　位
肝俞（BL18）	在背部，当第9胸椎棘突下，旁开1.5寸
胆俞（BL19）	在背部，当第10胸椎棘突下，旁开1.5寸
脾俞（BL20）	在背部，当第11胸椎棘突下，旁开1.5寸
胃俞（BL21）	在背部，当第12胸椎棘突下，旁开1.5寸
三焦俞（BL22）	在腰部，当第1腰椎棘突下，旁开1.5寸
肾俞（BL23）	在腰部，当第2腰椎棘突下，旁开1.5寸
气海俞（BL24）	在腰部，当第3腰椎棘突下，旁开1.5寸
大肠俞（BL25）	在腰部，当第4腰椎棘突下，旁开1.5寸
关元俞（BL26）	在腰部，当第5腰椎棘突下，旁开1.5寸
小肠俞（BL27）	在骶部，当骶正中嵴旁1.5寸，平第1骶后孔
膀胱俞（BL28）	在骶部，当骶正中嵴旁1.5寸，平第2骶后孔
中膂俞（BL29）	在骶部，当骶正中嵴旁1.5寸，平第3骶后孔
白环俞（BL30）	在骶部，当骶正中嵴旁1.5寸，平第4骶后孔
上髎（BL31）	在骶部，当髂后上棘与后正中线之间，适对第1骶后孔处
次髎（BL32）	在骶部，当髂后上棘内下方，适对第2骶后孔处
中髎（BL33）	在骶部，当次髎下内方，适对第3骶后孔处
下髎（BL34）	在骶部，当中髎下内方，适对第4骶后孔处
会阳（BL35）	在骶部，尾骨尖旁开0.5寸
承扶（BL36）	在大腿后面，臀下横纹的中点
殷门（BL37）	在大腿后面，承扶与委中连线上，承扶下6寸
浮郄（BL38）	在腘横纹外侧端，委阳上1寸，股二头肌腱内侧
委阳（BL39）	在腘横纹外侧端，当股二头肌腱的内侧
委中（BL40）	在腘横纹中点，当股二头肌腱与半腱肌腱的中间
附分（BL41）	在背部，当第2胸椎棘突下，旁开3寸
魄户（BL42）	在背部，当第3胸椎棘突下，旁开3寸
膏肓（BL43）	在背部，当第4胸椎棘突下，旁开3寸
神堂（BL44）	在背部，当第5胸椎棘突下，旁开3寸

（续上表）

穴 位	定 位
谚譆（BL45）	在背部，当第6胸椎棘突下，旁开3寸
膈关（BL46）	在背部，当第7胸椎棘突下，旁开3寸
魂门（BL47）	在背部，当第9胸椎棘突下，旁开3寸
阳纲（BL48）	在背部，当第10胸椎棘突下，旁开3寸
意舍（BL49）	在背部，当第11胸椎棘突下，旁开3寸
胃仓（BL50）	在背部，当第12胸椎棘突下，旁开3寸
肓门（BL51）	在腰部，当第1腰椎棘突下，旁开3寸
志室（BL52）	在腰部，当第2腰椎棘突下，旁开3寸
胞肓（BL53）	在臀部，平第2骶后孔，骶正中嵴旁开3寸
秩边（BL54）	在臀部，平第4骶后孔，骶正中嵴旁开3寸
合阳（BL55）	在小腿后面，当委中与承山的连线上，委中下2寸
承筋（BL56）	在小腿后面，当委中与承山的连线上，腓肠肌肌腹中央，委中下5寸
承山（BL57）	在小腿后面正中，委中与昆仑之间，当伸直小腿或足上提时腓肠肌肌腹下出现尖角凹陷处
飞扬（BL58）	在小腿后面，当外踝后昆仑直上7寸，承山外下方1寸处
跗阳（BL59）	在小腿后面，当外踝后昆仑直上3寸
昆仑（BL60）	在足部外踝后方，当外踝尖与跟腱之间凹陷处
仆参（BL61）	在足外踝部后下方，昆仑穴直下，跟骨外侧赤白肉际处
申脉（BL62）	在足外侧部，外踝直下方凹陷中
金门（BL63）	在足外侧，当外踝前缘直下，骰骨下缘处
京骨（BL64）	在足外侧，第5跖骨粗隆下方，赤白肉际处
束骨（BL65）	在足外侧，足小趾本节（第5跖趾关节）的后方，赤白肉际处
足通谷（BL66）	在足外侧，足小趾本节（第5跖趾关节）的前方，赤白肉际处
至阴（BL67）	在足小趾末节外侧，距趾甲角0.1寸（指寸）
涌泉（KI1）	在足底部，卷足时足前部凹陷处，约当足底第2、第3趾趾缝纹头端与足跟连线的前1/3与后2/3交点上
然谷（KI2）	在足内侧缘，足舟骨粗隆下方，赤白肉际处

（续上表）

穴　位	定　位
太溪（KI3）	在足内侧内踝后方，当内踝尖与跟腱之间的凹陷处
大钟（KI4）	在足内侧内踝后下方，当跟腱附着部的内侧前方凹陷处
水泉（KI5）	在足内侧内踝后下方，当太溪直下1寸（指寸），跟骨节结内侧凹陷处
照海（KI6）	在足内侧，内踝尖下方凹陷处
复溜（KI7）	在小腿内侧，太溪直上2寸，跟腱的前方
交信（KI8）	在小腿内侧，太溪直上2寸，复溜前0.5寸，胫骨内侧缘的后方
筑宾（KI9）	在小腿内侧，当太溪与阴谷的连线上，太溪上5寸，腓肠肌肌腹的内下方
阴谷（KI10）	在腘窝内侧，屈膝时当半腱肌腱与半膜肌腱之间
横骨（KI11）	在下腹部，当脐中下5寸，前正中线旁开0.5寸
大赫（KI12）	在下腹部，当脐中下4寸，前正中线旁开0.5寸
气穴（KI13）	在下腹部，当脐中下3寸，前正中线旁开0.5寸
四满（KI14）	在下腹部，当脐中下2寸，前正中线旁开0.5寸
中注（KI15）	在下腹部，当脐中下1寸，前正中线旁开0.5寸
肓俞（KI16）	在腹中部，当脐中旁开0.5寸
商曲（KI17）	在上腹部，当脐中上2寸，前正中线旁开0.5寸
石关（KI18）	在上腹部，当脐中上3寸，前正中线旁开0.5寸
阴都（KI19）	在上腹部，当脐中上4寸，前正中线旁开0.5寸
腹通谷（KI20）	在上腹部，当脐中上5寸，前正中线旁开0.5寸
幽门（KI21）	在上腹部，当脐中上6寸，前正中线旁开0.5寸
步廊（KI22）	在胸部，当第5肋间隙，前正中线旁开2寸
神封（KI23）	在胸部，当第4肋间隙，前正中线旁开2寸
灵墟（KI24）	在胸部，当第3肋间隙，前正中线旁开2寸
神藏（KI25）	在胸部，当第2肋间隙，前正中线旁开2寸
彧中（KI26）	在胸部，当第1肋间隙，前正中线旁开2寸
俞府（KI27）	在胸部，当锁骨下缘，前正中线旁开2寸

（续上表）

穴 位	定 位
天池（PC1）	在胸部，当第4肋间隙，乳头外1寸，前正中线旁开5寸
天泉（PC2）	在臂内侧，当腋前横纹头下2寸，肱二头肌的长、短头之间
曲泽（PC3）	在肘横纹中，当肱二头肌腱的尺侧缘
郄门（PC4）	在前臂掌侧，当曲泽与大陵的连线上，腕横纹上5寸
间使（PC5）	在前臂掌侧，当曲泽与大陵的连线上，腕横纹上3寸，掌长肌腱与桡侧腕屈肌腱之间
内关（PC6）	在前臂掌侧，当曲泽与大陵的连线上，腕横纹上2寸，掌长肌腱与桡侧腕屈肌腱之间
大陵（PC7）	在腕横纹的中点处，掌长肌腱与桡侧腕屈肌腱之间
劳宫（PC8）	在手掌心，当第2、第3掌骨之间，偏于第3掌骨，握拳屈指时中指尖处
中冲（PC9）	在手中指末节尖端中央
关冲（SJ1）	在手环指末节尺侧，距指甲角0.1寸（指寸）
液门（SJ2）	在手背部，当第4、第5指间，指蹼缘后方赤白肉际处
中渚（SJ3）	在手背部，当环指本节（掌指关节）的后方，第4、第5掌骨间凹陷处
阳池（SJ4）	在腕背横纹中，当指伸肌的尺侧缘凹陷处
外关（SJ5）	在前臂背侧，当阳池与肘尖的连线上，腕背横纹上2寸，尺骨与桡骨之间
支沟（SJ6）	在前臂背侧，当阳池与肘尖的连线上，腕背横纹上3寸，尺骨与桡骨之间
会宗（SJ7）	在前臂背侧，当腕横纹上3寸，支沟尺侧，尺骨的桡侧缘
三阳络（SJ8）	在前臂背侧，腕背横纹上4寸，尺骨与桡骨之间
四渎（SJ9）	在前臂背侧，当阳池与肘尖的连线上，肘尖下5寸，尺骨与桡骨之间
天井（SJ10）	在臂外侧，屈肘时当肘尖直上1寸凹陷处
清冷渊（SJ11）	在臂外侧，屈肘时当肘尖直上2寸，即天井上1寸
消泺（SJ12）	在臂外侧，当清冷渊与臑会连线的中点处

（续上表）

穴 位	定 位
臑会（SJ13）	在臂外侧，当肘尖与肩髎的连线上，肩髎下3寸，三角肌的后下缘
肩髎（SJ14）	在肩部，肩髃后方，当臂外展时，于肩峰后下方呈现凹陷处
天髎（SJ15）	在肩胛部，肩井与曲垣的中间，当肩胛骨上角处
天牖（SJ16）	在颈侧部，当乳突的后方直下，平下颌角，胸锁乳突肌的后缘
翳风（SJ17）	在耳垂后方，当乳突与下颌角之间的凹陷处
瘈脉（SJ18）	在头部，耳后乳突中央，当角孙至翳风之间，沿耳轮连线的中、下1/3的交点处
颅息（SJ19）	在头部，当角孙至翳风之间，沿耳轮连线的上、中1/3的交点处
角孙（SJ20）	在头部，折耳郭向前，当耳尖直上入发际处
耳门（SJ21）	在面部，当耳屏上切迹的前方，下颌骨髁状突后缘，张口有凹陷处
耳和髎（SJ22）	在头侧部，当鬓发后缘，平耳郭根之前方，颞浅动脉的后缘
丝竹空（SJ23）	在面部，当眉梢凹陷处
瞳子髎（GB1）	在面部，目外眦旁，当眶外侧缘处
听会（GB2）	在面部，当耳屏间切迹的前方，下颌骨髁状突的后缘，张口有凹陷处
上关（GB3）	在耳前，下关直上，当颧弓的上缘凹陷处
颔厌（GB4）	在头部鬓发上，当头维与曲鬓弧形连线的上1/4与下3/4交点处
悬颅（GB5）	在头部鬓发上，当头维与曲鬓弧形连线的中点处
悬厘（GB6）	在头部鬓发上，当头维与曲鬓弧形连线的上3/4与下1/4交点处
曲鬓（GB7）	在头部，当耳前鬓角发际后缘的垂线与耳尖水平线交点处
率谷（GB8）	在头部，当耳尖直上入发际1.5寸，角孙直上方
天冲（GB9）	在头部，当耳根后缘直上入发际2寸，率谷后0.5寸处
浮白（GB10）	在头部，当耳后乳突的后上方，天冲与完骨的弧形连线的中1/3与上1/3交点处
头窍阴（GB11）	在头部，当耳后乳突的后上方，天冲与完骨的弧形连线的中1/3与下1/3交点处
完骨（GB12）	在头部，当耳后乳突的后下方的凹陷处
本神（GB13）	在头部，当前发际上0.5寸，神庭与头维连线的内2/3与外1/3的交点处

（续上表）

穴 位	定 位
阳白（GB14）	在前额部，当瞳孔直上，眉上1寸
头临泣（GB15）	在头部，当瞳孔直上入发际0.5寸，神庭与头维连线的中点
目窗（GB16）	在头部，当前发际上1.5寸，头正中线旁开2.25寸
正营（GB17）	在头部，当前发际上2.5寸，头正中线旁开2.25寸
承灵（GB18）	在头部，当前发际上4寸，头正中线旁开2.25寸
脑空（GB19）	在头部，当枕外隆凸的上缘外侧，头正中线旁开2.25寸，平脑户
风池（GB20）	在项部，当枕骨之下，与风府相平，胸锁乳突肌与斜方肌上端之间凹陷处
肩井（GB21）	在肩上，前对乳中，当大椎与肩峰连线的中点
渊腋（GB22）	在侧胸部，举臂，当腋中线上，腋下3寸，第4肋间隙中
辄筋（GB23）	在侧胸部，渊腋前1寸，平乳头，第4肋间隙中
日月（GB24）	在上腹部，当乳头直下，第7肋间隙，前正中线旁开4寸
京门（GB25）	在侧腰部，章门后1.8寸，当第12肋骨游离端的下方
带脉（GB26）	在侧腹部，章门下1.8寸，当第11肋骨游离端下方垂线与脐水平线的交点上
五枢（GB27）	在侧腹部，在髂前上棘的前方，横平脐下3寸处
维道（GB28）	在侧腹部，当髂前上棘的前下方，五枢前下0.5寸
居髎（GB29）	在髋部，当髂前上棘与股骨大转子最凸点连线的中点处
环跳（GB30）	在股外侧部，侧卧屈股，当股骨大转子最凸点与骶管裂孔连线的外1/3与中1/3交点处
风市（GB31）	在大腿外侧部的中线上，当腘横纹上7寸，或直立垂手时，中指尖处
中渎（GB32）	在大腿外侧，当风市下2寸，或腘横纹上5寸，股外侧肌与股二头肌之间
膝阳关（GB33）	在膝外侧，当阳陵泉上3寸，股骨外上髁上方的凹陷处
阳陵泉（GB34）	在小腿外侧，当腓骨头前下方凹陷处
阳交（GB35）	在小腿外侧，当外踝尖上7寸，腓骨后缘
外丘（GB36）	在小腿外侧，当外踝尖上7寸，腓骨前缘，平阳交

（续上表）

穴 位	定 位
光明（GB37）	在小腿外侧，当外踝尖上 5 寸，腓骨前缘
阳辅（GB38）	在小腿外侧，当外踝尖上 4 寸，腓骨前缘稍前方
悬钟（绝骨 GB39）	在小腿外侧，当外踝尖上 3 寸，腓骨前缘
丘墟（GB40）	在足外踝的前下方，当趾长伸肌腱的外侧凹陷中
足临泣（GB41）	在足背外侧，当足 4 趾本节（第 4 趾跖关节）的后方，小趾伸肌腱外侧凹陷处
地五会（GB42）	在足背外侧，当足 4 趾本节（第 4 趾跖关节）的后方，第 4、第 5 跖骨之间，小趾伸肌腱的内侧缘
侠溪（GB43）	在足背外侧，当足第 4、第 5 趾间，趾蹼缘后方赤白肉际处
足窍阴（GB44）	在足第 4 趾末节外侧，距趾甲角 0.1 寸
大敦（LR1）	在足大趾末节外侧，距趾甲角 0.1 寸（指寸）
行间（LR2）	在足背侧，当第 1、第 2 趾间，趾蹼缘的后方赤白肉际处
太冲（LR3）	在足背侧，当第 1 跖骨间隙的后方凹陷处
中封（LR4）	在足背侧，当足内踝前，商丘与解溪连线之间，胫骨前肌腱的内侧凹陷处
蠡沟（LR5）	在小腿内侧，当足内踝尖上 5 寸，胫骨内侧面的中央
中都（LR6）	在小腿内侧，当足内踝尖上 7 寸，胫骨内侧面的中央
膝关（LR7）	在小腿内侧，当胫骨内上髁的后下方，阴陵泉后 1 寸，腓肠肌内侧头的上部
曲泉（LR8）	在膝内侧，屈膝，当膝关节内侧面横纹内侧端，股骨内侧髁的后缘，半腱肌、半膜肌止端的前缘凹陷处
阴包（LR9）	在大腿内侧，当股骨内上髁上 4 寸，股内肌与缝匠肌之间
足五里（LR10）	在大腿内侧，当气冲直下 3 寸，大腿根部，耻骨结节的下方，长收肌的外缘
阴廉（LR11）	在大腿内侧，当气冲直下 2 寸，大腿根部，耻骨结节的下方，长收肌的外缘
急脉（LR12）	在耻骨结节的外侧，当气冲外下方腹股沟动脉搏动处，当正中线旁 2.5 寸

（续上表）

穴 位	定 位
章门（LR13）	在侧腹部，当第 11 肋游离端的下方
期门（LR14）	在胸部，当乳头直下，第 6 肋间隙，前正中线旁开 4 寸
长强（DU1）	在尾骨端下，当尾骨端与肛门连线的中点
腰俞（DU2）	在骶部，当后正中线上，适对骶管裂孔
腰阳关（DU3）	在腰部，当后正中线上，第 4 腰椎棘突下凹陷中
命门（DU4）	在腰部，当后正中线上，第 2 腰椎棘突下凹陷中
悬枢（DU5）	在腰部，当后正中线上，第 1 腰椎棘突下凹陷中
脊中（DU6）	在背部，当后正中线上，第 11 胸椎棘突下凹陷中
中枢（DU7）	在背部，当后正中线上，第 10 胸椎棘突下凹陷中
筋缩（DU8）	在背部，当后正中线上，第 9 胸椎棘突下凹陷中
至阳（DU9）	在背部，当后正中线上，第 7 胸椎棘突下凹陷中
灵台（DU10）	在背部，当后正中线上，第 6 胸椎棘突下凹陷中
神道（DU11）	在背部，当后正中线上，第 5 胸椎棘突下凹陷中
身柱（DU12）	在背部，当后正中线上，第 3 胸椎棘突下凹陷中
陶道（DU13）	在背部，当后正中线上，第 1 胸椎棘突下凹陷中
大椎（DU14）	在后正中线上，第 7 颈椎棘突下凹陷中
哑门（DU15）	在项部，当后发际正中直上 0.5 寸，第 1 颈椎下
风府（DU16）	在项部，当后发际正中直上 1 寸，枕外隆凸直下，两斜方肌之间凹陷中
脑户（DU17）	在头部，当后发际正中直上 2.5 寸，风府上 1.5 寸，枕外隆凸的上缘凹陷处
强间（DU18）	在头部，当后发际正中直上 4 寸
后顶（DU19）	在头部，当后发际正中直上 5. 5 寸
百会（DU20）	在头部，当前发际正中直上 5 寸，或两耳连线的中点
前顶（DU21）	在头部，当前发际正中直上 3.5 寸
囟会（DU22）	在头部，当前发际正中直上 2 寸
上星（DU23）	在头部，当前发际正中直上 1 寸

（续上表）

穴　位	定　位
神庭（DU24）	在头部，当前发际正中直上0.5寸
素髎（DU25）	在面部，当鼻尖的正中央
水沟（DU26）	在面部，当人中沟的上1/3与中1/3交点处
兑端（DU27）	在面部，当上唇的尖端，人中沟下端的皮肤与唇的移行部
龈交（DU28）	在上唇内，唇系带与上齿龈的相接处
会阴（RN1）	在会阴部，男性当阴囊根部与肛门连线的中点，女性当大阴唇后联合与肛门连线的中点
曲骨（RN2）	在下腹部，当前正中线上，耻骨联合上缘的中点处
中极（RN3）	在下腹部，前正中线上，当脐中下4寸
关元（RN4）	在下腹部，前正中线上，当脐中下3寸
石门（RN5）	在下腹部，前正中线上，当脐中下2寸
气海（RN6）	在下腹部，前正中线上，当脐中下1.5寸
阴交（RN7）	在下腹部，前正中线上，当脐中下1寸
神阙（RN8）	在腹中部，脐中央
水分（RN9）	在上腹部，前正中线上，当脐中上1寸
下脘（RN10）	在上腹部，前正中线上，当脐中上2寸
建里（RN11）	在上腹部，前正中线上，当脐中上3寸
中脘（RN12）	在上腹部，前正中线上，当脐中上4寸
上脘（RN13）	在上腹部，前正中线上，当脐中上5寸
巨阙（RN14）	在上腹部，前正中线上，当脐中上6寸
鸠尾（RN15）	在上腹部，胸剑结合部下1寸
中庭（RN16）	在胸部，当前正中线上，平第5肋间，即胸剑结合部
膻中（RN17）	在胸部，当前正中线上，平第4肋间，两乳头连线的中点
玉堂（RN18）	在胸部，当前正中线上，平第3肋间
紫宫（RN19）	在胸部，当前正中线上，平第2肋间
华盖（RN20）	在胸部，当前正中线上，平第1肋间
璇玑（RN21）	在胸部，当前正中线上，天突下1寸

（续上表）

穴 位	定 位
天突（RN22）	在颈部，当前正中线上，胸骨上窝中央
廉泉（RN23）	在颈部，当前正中线上，结喉上方，舌骨上缘凹陷处
承浆（RN24）	在面部，当颏唇沟的正中凹陷处

附录二

常用穴位定位简图

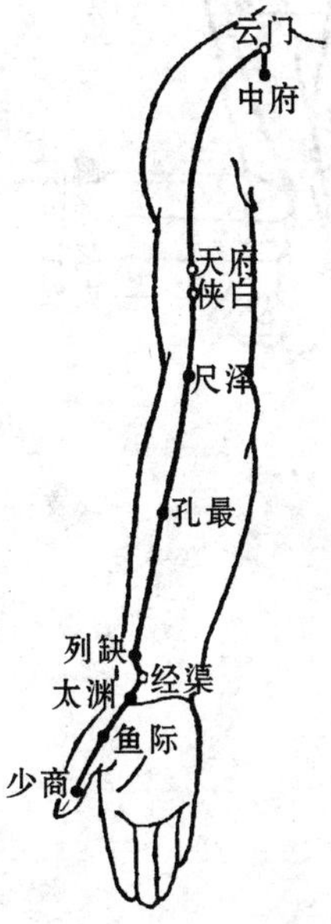

图 1　手太阴肺经穴位

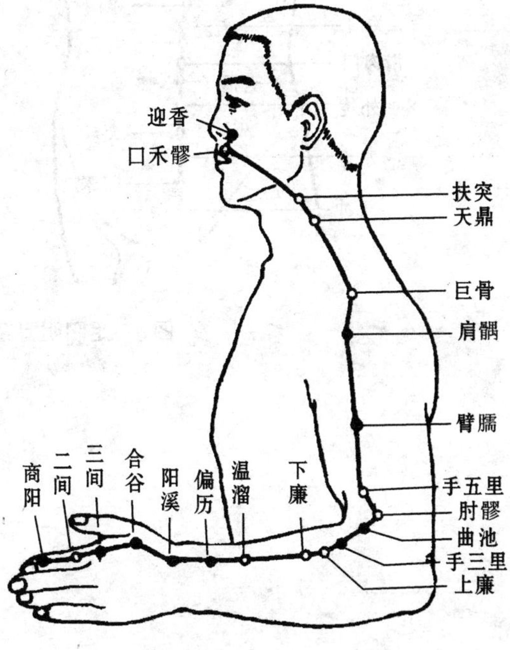

图 2　手阳明大肠经穴位

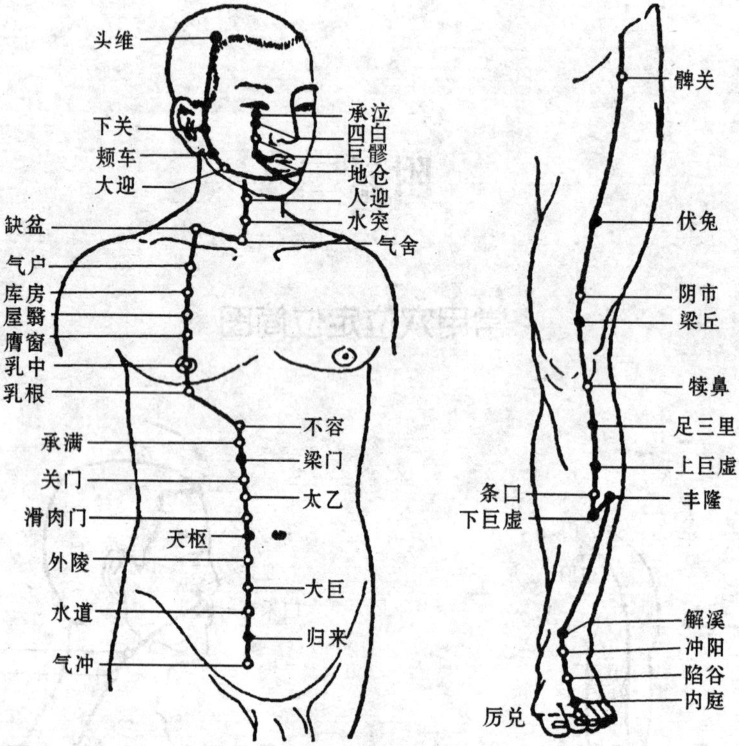
头维
下关
颊车
大迎
承泣
四白
巨髎
地仓
人迎
水突
缺盆
气舍
气户
库房
屋翳
膺窗
乳中
乳根
不容
承满
梁门
关门
太乙
滑肉门
天枢
外陵
大巨
水道
归来
气冲
髀关
伏兔
阴市
梁丘
犊鼻
足三里
上巨虚
条口
丰隆
下巨虚
解溪
冲阳
陷谷
内庭
厉兑

图3　足阳明胃经穴位

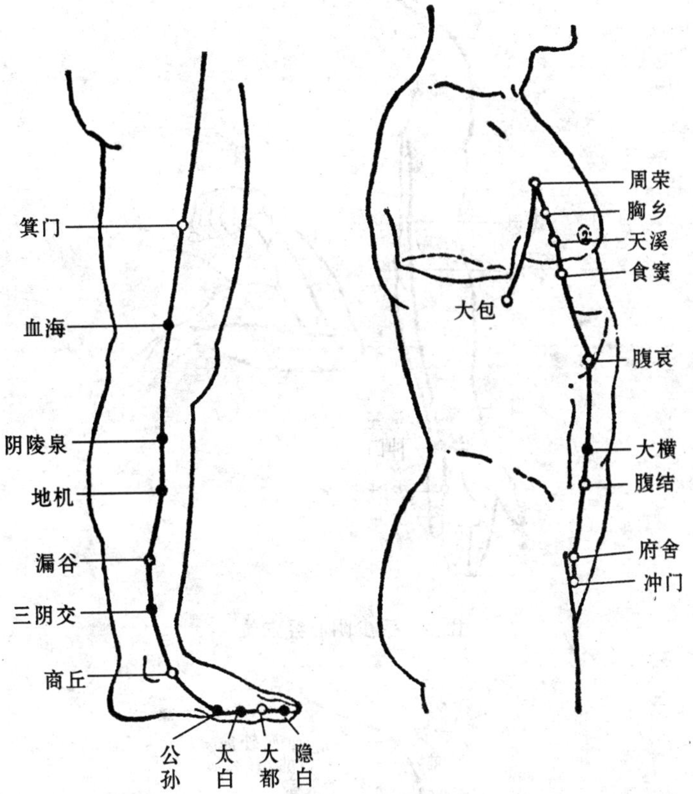

图4　足太阴脾经穴位

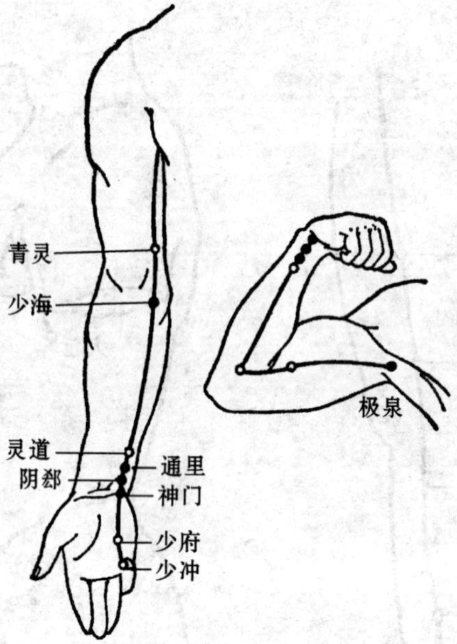

图5　手少阴心经穴位

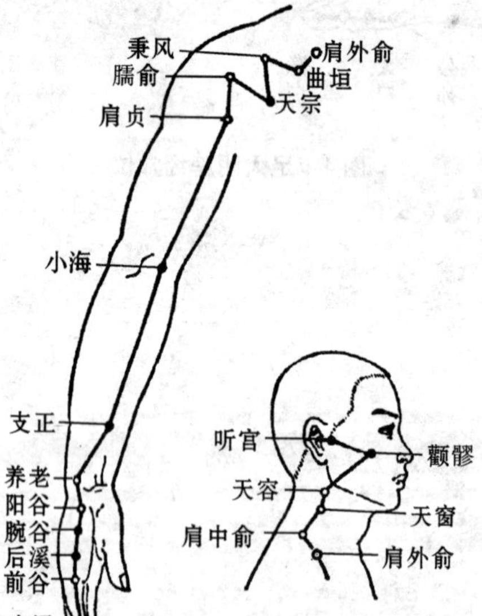

图6　手太阳小肠经穴位

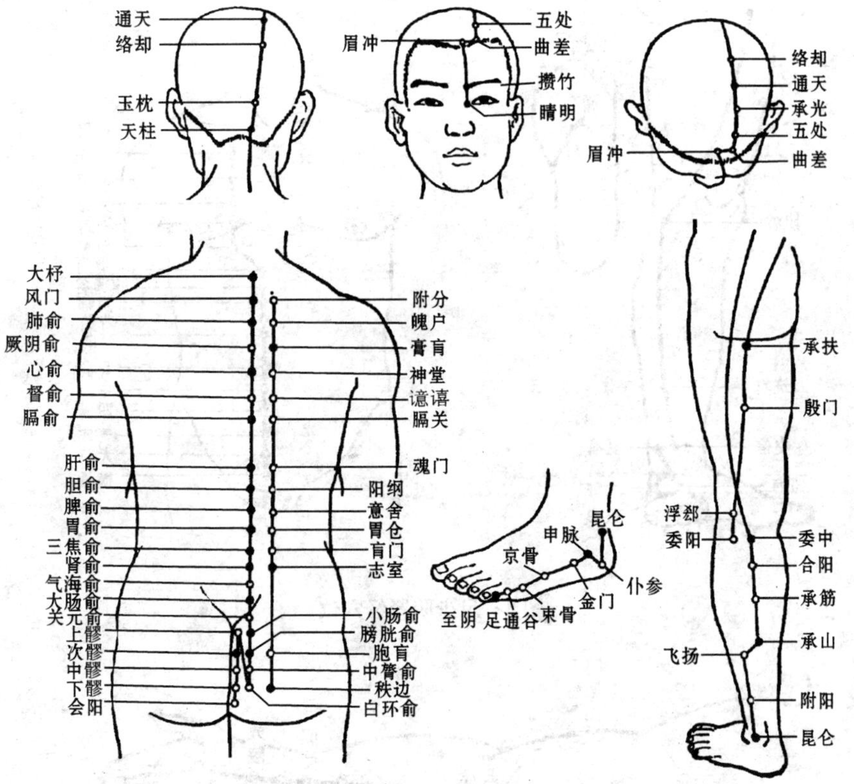

通天
络却
玉枕
天柱
眉冲
五处
曲差
攒竹
睛明
络却
通天
承光
五处
眉冲
曲差
大杼
风门
肺俞
厥阴俞
心俞
督俞
膈俞
肝俞
胆俞
脾俞
胃俞
三焦俞
肾俞
气海俞
大肠俞
关元俞
上髎
次髎
中髎
下髎
会阳
附分
魄户
膏肓
神堂
譩譆
膈关
魂门
阳纲
意舍
胃仓
肓门
志室
小肠俞
膀胱俞
胞肓
中膂俞
秩边
白环俞
昆仑
申脉
京骨
仆参
金门
束骨
至阴
足通谷
承扶
殷门
浮郄
委阳
委中
合阳
承筋
承山
飞扬
附阳
昆仑

图 7　足太阳膀胱经穴位

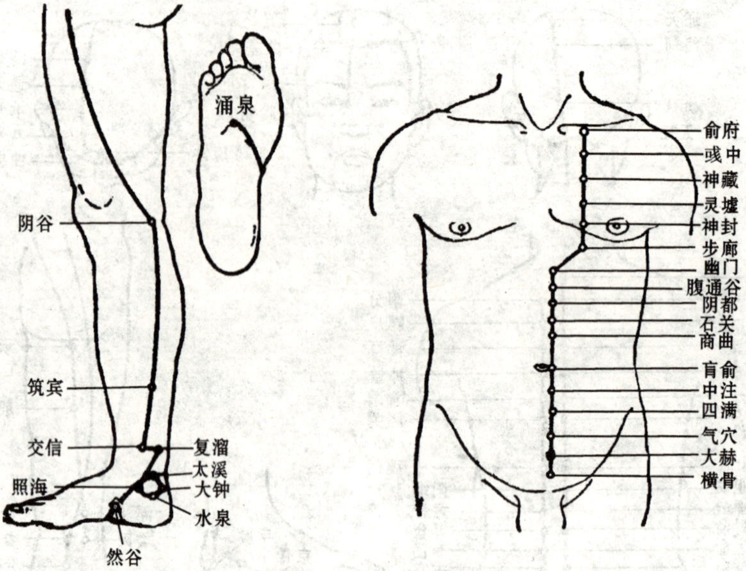

图 8　足少阴肾经穴位

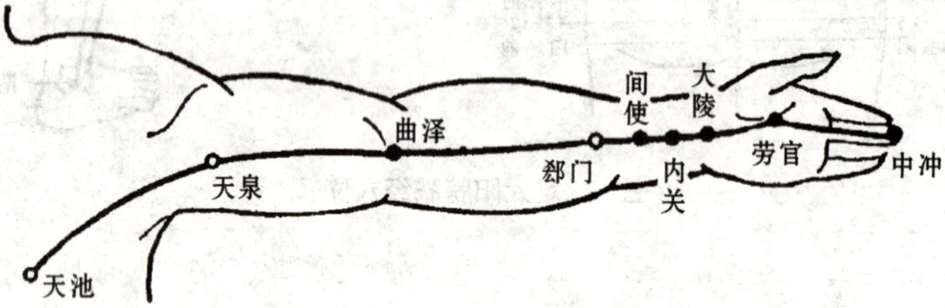

图 9　手厥阴心包经穴位

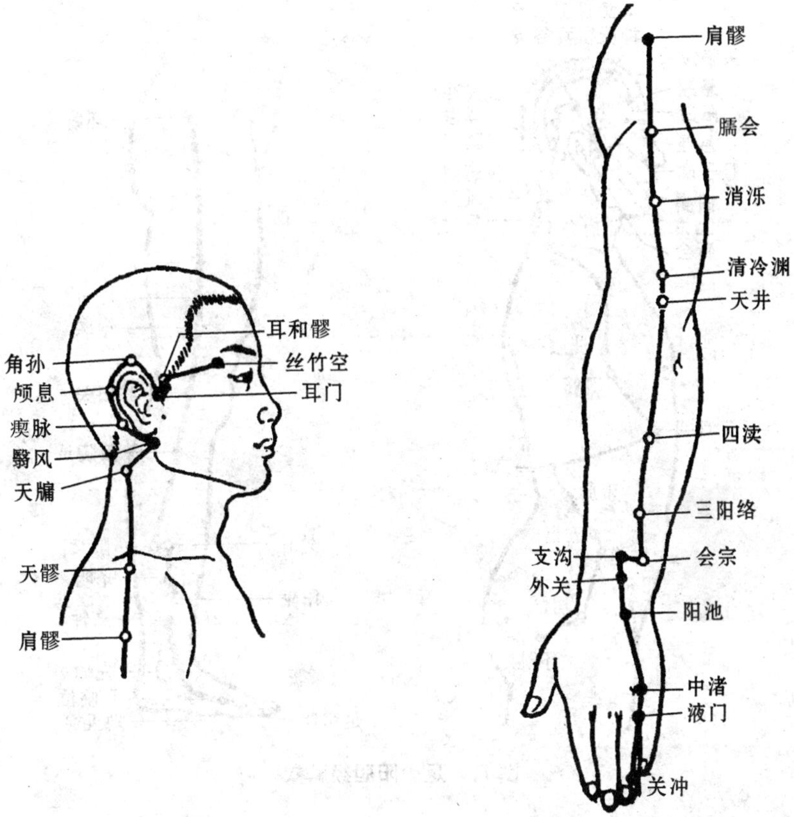

图 10　手少阳三焦经穴位

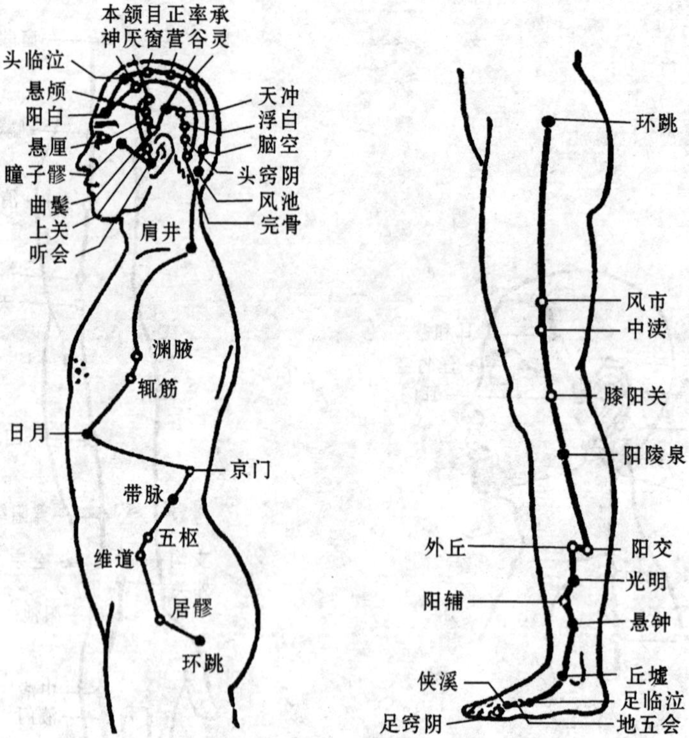
本神
颔厌
目窗
正营
率谷
承灵
头临泣
悬颅
阳白
悬厘
瞳子髎
曲鬓
上关
听会
天冲
浮白
脑空
头窍阴
风池
完骨
肩井
渊腋
辄筋
日月
京门
带脉
五枢
维道
居髎
环跳
环跳
风市
中渎
膝阳关
阳陵泉
外丘
阳交
光明
阳辅
悬钟
丘墟
侠溪
足临泣
足窍阴
地五会

图 11　足少阳胆经腧穴

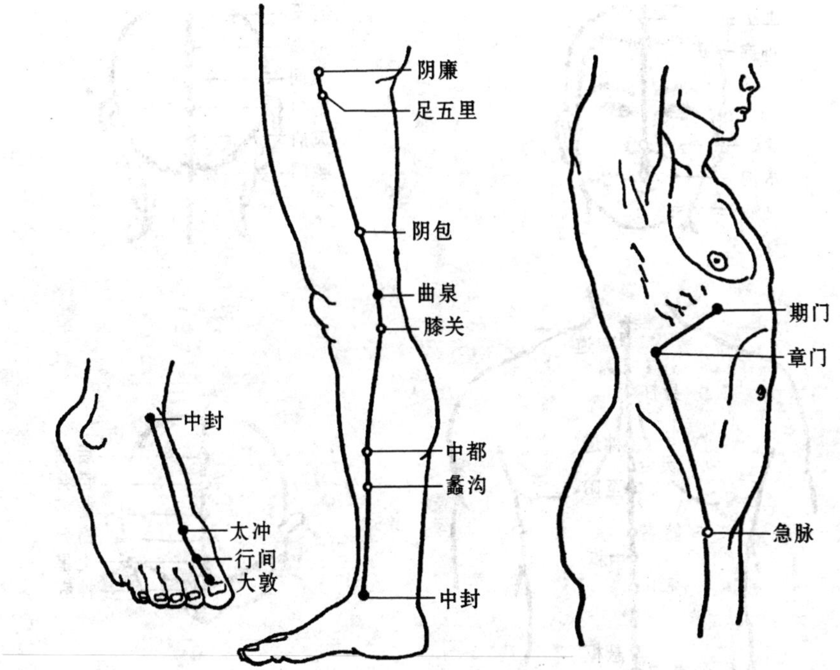

图 12　足厥阴肝经穴位

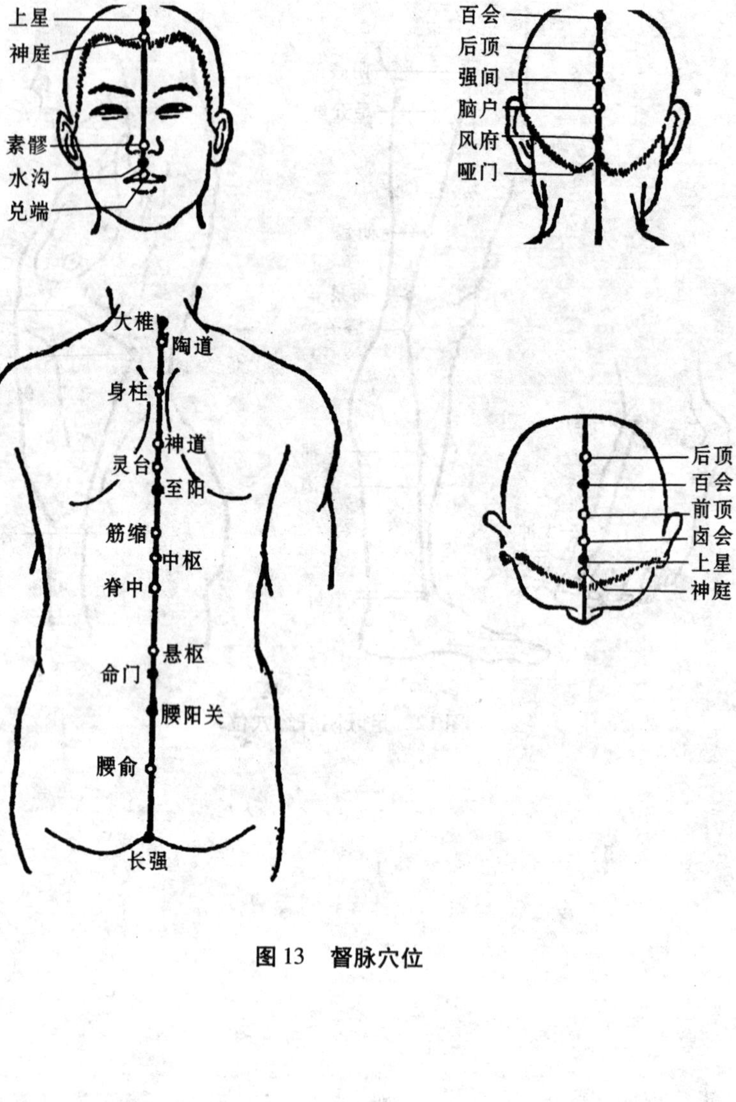
上星
神庭
素髎
水沟
兑端
百会
后顶
强间
脑户
风府
哑门
大椎
陶道
身柱
神道
灵台
至阳
筋缩
中枢
脊中
悬枢
命门
腰阳关
腰俞
长强
后顶
百会
前顶
囟会
上星
神庭

图 13　督脉穴位

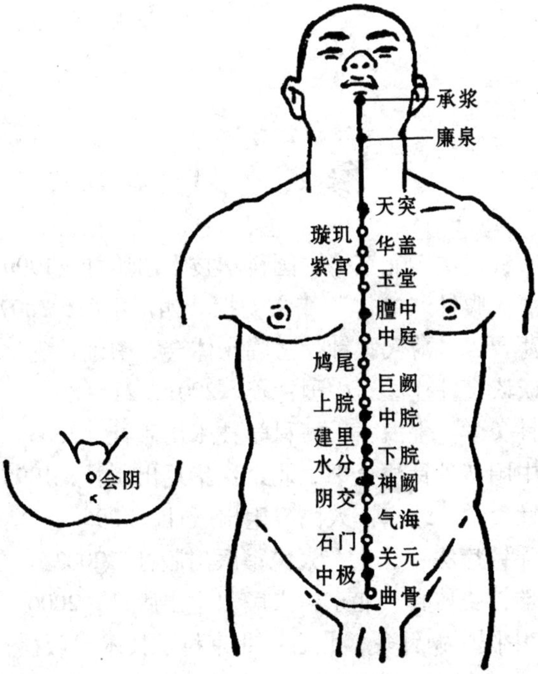

图 14　任脉穴位

参考文献

1. 薄智云．腹针疗法．北京：中国科学技术出版社，1999

2. 黄泳等．薄氏腹针“立体”用穴初探．四川中医，2007，25（12）

3. 王丽平，薄智云．薄氏腹针疗法临床体会．中国针灸，2004，24（3）

4. 薄智云．谈谈腹针疗法．中国针灸，2001，21（8）

5. 孙国杰．针灸学．上海：上海科学技术出版社，2003

6. 冯春祥．中国特种针法全书．北京：华夏出版社，1995

7. 徐恒泽．针灸学．北京：人民卫生出版社，2006

8. 符仲华．浮针疗法，北京：人民军医出版社，2003

9. 袁青．靳瑞针灸传真．北京：人民卫生出版社，2006

10. 王文远．中国平衡针灸．北京：北京科学技术出版社，1988

11. 王文远．平衡针法临床精要．北京：中国中医药出版社，1994

12. 赵帅，林定坤．平衡针配合孙式手法治疗落枕 48 例疗效观察．新中医，2007（8）

13. 赵帅，陈博来．平衡针结合斜扳手法治疗急性腰扭伤 72 例．按摩与导引，2007，23（6）

14. 王君鳌，陈文治，杨志敏．平衡针疗法治疗急性腰扭伤 40 例．中国民间疗法，2007，15（2）

15. 徐国峰，李敏，覃小兰．平衡针疗法治疗急性腹痛 63 例．中国针灸，2007，27（2）

16. 宋冠军，黄艳．平衡针治疗 200 例颈肩综合征观察．颈腰痛杂志，2006，27（6）

17. 庞嶷，时枫，覃小兰．平衡针疗法治疗高血压急症 38 例．辽宁中医杂志，2006，33（11）

18. 开雁．头针疗法．北京：中国中医药出版社，2002

19. 黄泳等．头电针对抑郁症脑功能成像的影响．上海针灸杂志，2004，23（7）

20. 卓鹰等．头针对帕金森病患者脑葡萄糖代谢的影响．中国中医基础医学杂志，2006，12（1）

21. 张心曙，凌昌全，周庆辉．实用腕踝针疗法．北京：人民卫生出版社，2002

22. 石学敏．石学敏针灸学．天津：天津科学技术出版社，1996

23. 任晓艳．穴位埋线的源流及其机理探讨．中国医药学报，2004，19（12）

24. 崔瑾等．穴位埋线对脾虚证大鼠免疫功能影响的实验研究．中国医药学报，1999，14（6）

25. 孙国杰．针灸学．北京：人民卫生出版社，2000

26. 苗彦霞，刑玉瑞，邢芳瑞．水针疗法治百病．北京：人民军医出版社，2004

27. 程爵棠，程功文．百病中医穴位注射疗法．北京：学苑出版社，2004

28. 侯天印．中国水针治疗学．北京：金盾出版社，1991

29. 刘念稚．疼痛穴位注射疗法大全．北京：中国中医药出版社，2002

30. 李镤．穴位注射疗法临床大全．北京：中国医药出版社，1996